Schwarze Galle

Depression – Erfahrungsbericht und Leitfaden

Schwarze Galle ist nach Ansicht der griechischen
Philosophen Ursache der Melancholie

Der Arzt kann nicht alle Kranken heilen, er wäre dann größer als Gott. Aber er kann wohl den Schmerz lindern, freie Intervalle oder auch ein Sistieren der Erkrankung herbeiführen.
Aretäus von Kappadokien

Dieses Buch ist gewidmet
meiner Frau Maren Köpke,
die mich durch alle Höhen und Tiefen mit Liebe und großem Mut
begleitet hat,
meinen Kindern Marie und Joschka,
die mich trotz allem immer wieder aufgeheitert haben,
meinen Ärzten Prof. Dr. K. Böhme und Dr. H. P. Unger,
die mir mit ihrer guten fachlichen und menschlichen Betreuung
mehrfach das Leben gerettet haben.

Freudvoll und leidvoll,
Gedankenvoll sein,
Hangen und bangen
In schwebender Pein.
Himmelhoch jauchzend,
Zu Tode betrübt.
Glücklich allein
Ist die Seele, die liebt.
J. W. v. Goethe, Egmont

Florian Gottesleben

Schwarze Galle

Depression – Erfahrungsbericht und Leitfaden

Bibliografische Information der Deutschen Nationalbibliothek:
Die Deutsche Nationalbibliothek verzeichnet diese Publikation in der Deutschen
Nationalbibliografie; detaillierte bibliografische Daten sind im Internet über
< http://dnb.d-nb.de > abrufbar.

© 2006 Florian Gottesleben
Satz, Cover, Herstellung und Verlag: Books on Demand GmbH, Norderstedt
ISBN-10: 3-8334-6554-9
ISBN-13: 978-3-8334-6554-3

Inhalt

Vorwort

Nebel verhüllt
Die Straße
Die Pappeln
Die Gehöfte und
Die Artillerie
Bertolt Brecht, Nebel verhüllt

Depression und Manie sind schwere Erkrankungen, die für die Erkrankten und deren Angehörige oft unermessliches Leid bedeuten.

Es sind scharfe Einschnitte in das Leben, die oft eine komplette Änderung der Lebensplanung erforderlich machen.

Zehn bis zwanzig Prozent der Betroffenen nehmen sich im Laufe der Erkrankung das Leben, die Zahl der Selbsttötungsversuche ist noch erheblich höher.

Die Selbstmordrate bei bipolaren Erkrankungen ist 23-mal höher als im Bevölkerungsquerschnitt, was das Leiden ausdrückt, das diese Erkrankung verursacht.

Eine 25-jährige Frau (als Beispiel), die an einer bipolaren Störung erkrankt, hat im Vergleich zum Durchschnitt eine um neun Jahre verkürzte Lebenserwartung, verliert im Durchschnitt zwölf Jahre normalen Lebens und vierzehn Jahre eines normalen Berufslebens.

Depression und Manie sind häufige und häufig unerkannte und schlecht behandelte Erkrankungen.

Fünf bis zwanzig Prozent aller Menschen – je nach Studie – erleiden im Laufe ihres Lebens eine oder mehrere depressive Episoden, nur etwa fünfzig Prozent davon werden richtig diagnostiziert und etwa zehn Prozent erhalten eine ausreichende Behandlung.

Die Depression ist der Verlust allen inneren Lebens, die absolute Trockenheit und Kargheit des Inneren, der Stillstand der Zeit.

Dieses Buch soll einen Überblick geben über Ursachen, Symptomatik und Behandlung der Erkrankung, sie ist zwar auch durch die heutige

Behandlung nicht heilbar, aber doch linderbar und eventuell auch abzukürzen.

Gleichzeitig soll es ein Erfahrungsbericht meiner eigenen, sich häufig wiederholenden Depressionen sein und ein Versuch, diesen schwer beschreibbaren Zustand zu beschreiben und verständlicher zu machen. Außerdem soll es Möglichkeiten aufzeigen, als Mensch mit dieser Erkrankung umzugehen, ohne seine Würde zu verlieren.

Ich möchte meinen persönlichen Weg zeigen, mit dieser Krankheit umzugehen, auch wenn jeder seinen eigenen Weg entwickeln muss, durch dieses tiefe Tal zu gehen.

Dieses Buch ist für alle geschrieben, die an dieser Erkrankung immer wieder leiden, sowie für die Angehörigen, die dieses Leid mittragen.

Sarenseck im Juli 2006
Florian Gottesleben

Die in diesem Buch angegebenen Medikamente und Dosierungen wurden nach bestem Wissen gemacht und sollten in jedem Fall von einem Psychiater überprüft werden. Kein Buch ersetzt einen Arzt. Der Autor übernimmt keine Haftung.

Abbildungen: bipol-art.de: Tobias, Pit, Britta, Snoopydad, F. Gottesleben
Vielen Dank

I. Der Anfang – Meine ersten depressiven Phasen

Gott spricht: Ich lasse dich nicht fallen
und ich verlasse dich nicht.
Josua 1, 5 (Jahreslosung 2006)

Im Herbst 1981 haben mich die dunklen Gestalten der Depression zum ersten Mal besucht. Ich bin relativ behütet aufgewachsen, hatte einen guten Freundeskreis, bin gerne zur Schule gegangen und betrieb meine Hobbys intensiv. Schon damals war der Sport –Rudern und Langstreckenlauf – eine meiner wichtigsten Beschäftigungen. Ich war aktiv in einer christlichen Gemeinde mit vielen guten Kontakten und sehr gläubig, aber all das sollte in der nächsten Zeit verschwinden.

Im Rahmen des Übergangs von der Schule zur Ausbildung – ein typischer Auslöser – kam es dann zu meiner ersten depressiven Phase. Als weiterer möglicher Auslöser hatten sich kurz vorher meine Eltern getrennt. Des Weiteren hat die Phase im November begonnen, in der lichtarmen und grauen Jahreszeit, wie fast alle meine späteren Phasen auch, dies könnte ebenfalls ein Mitauslöser gewesen sein.

Ein halbes Jahr vor dem Abitur fing alles an zu verblassen, der Herbst wurde grau und düster, eine undefinierte Angst schlich herauf und nahm Besitz von mir. Ich brach den Kontakt zu den meisten Freunden ab, trennte mich von meiner Freundin, wurde in der Schule desinteressiert, die Noten wurden rasant schlechter.

Das Leben wurde ein träges, langsames Dahinvegetieren. Ich kannte den Begriff Depression damals nicht, und da ich meinen Zustand für persönliches Versagen hielt, habe ich auch keinerlei ärztliche oder psychotherapeutische Hilfe aufgesucht. Meine Eltern schleppten mich, als auch sie nicht mehr weiterwussten, zu dem Chefarzt der örtlichen Universitätspsychiatrie. Dieser diagnostizierte eine Entwicklungsstörung und Überlastungsreaktion und verordnete Beruhigungsmittel und Neuroleptika, die ich auch eine Zeit lang eingenommen habe. In der Rücksicht im Vergleich mit späteren Phasen hat es sich hier sicher um eine erste depressive Phase gehandelt, die ich nur nicht als solche wahrgenommen habe. Ich machte mein Abitur mit für meine Verhältnisse mäßigen Noten und hatte für mich, der ich eigentlich ein tatkräftiger junger Mann war, keinerlei stimmige Zukunftsperspektive. Gerettet hat mich unter anderem die Tatsache, dass ich eine Frau kennenlernte, die, zum Teil auch durch eigene Erfahrungen bedingt, sehr viel Einfühlungsvermögen hatte und die mich durch diese Zeit mitgetragen hat. In deren Familie habe ich zusätzlich Halt gefunden, da es zu Hause ja keine intakte Familie mehr gab. Die Phase zog sich über acht Monate hin, ich gab weitgehend alles auf, was mein Leben bisher ausgemacht hatte, und vegetierte vor mich hin. Ich hatte Hunger und konnte nicht essen, ich war müde und konnte nicht schlafen, ich hatte Sehnsucht nach Liebe und konnte nicht lieben.

Ich hatte Angst, dass Angehörige von mir sterben könnten, und gleichzeitig Angst davor, dass ich dies gar nicht mehr als traurig wahrnehmen könnte.

Das Gefühl der Gefühllosigkeit machte sich in mir breit, professionelle Hilfe von außen hatte ich nicht, da ich meinen Zustand ja nicht als Depression gesehen habe. Dies ist keineswegs selten, es wird angenommen, dass maximal die Hälfte der Depressionen als solche erkannt werden und davon maximal nur jeder fünfte Patient richtig behandelt wird.

Wie ging es dann weiter? Ich habe mit einem guten Freund eine mehrwöchige Wanderung in den Alpen unternommen, bin jeden Tag 8–12 Stunden durch die Berge gewandert, und es kam tatsächlich zu einer langsamen Aufhellung. Das Leben kehrte zu mir zurück, wie oft nach einer depressiven Phase kam es geradezu zu einer zeitlich begrenzten Hochstimmung mit einer großen Erleichterung.

Als ich von dem Urlaub nach Hause fuhr, hatte ich noch einmal für einen kurzen Moment das Gefühl, die dunklen Gefühle könnten zurückkommen, sie taten es aber nicht.

Ich habe meine Tätigkeit als Zivildienstleistender aufgenommen und war noch einige Monate wenig belastbar und schnell müde, bis sich das Gespenst dann ganz verzogen hatte.

Der Zustand der Depression ist schwer zu beschreiben für jemanden, der ihn nicht selbst erlebt hat. Es ist genau das Gegenteil von Leben, alle Dinge, die einen sonst tragen und halten, fehlen. Der Spaß, die Freude am Leben, der Treibstoff des Lebens ist weg. Stattdessen nimmt eine diffuse Angst einen in Besitz, keine Angst vor etwas, sondern eine existenzielle Lebensangst. Dies alles ist eine Qual, insbesondere ohne jegliche Unterstützung.

Die nächste schwere Depression nach einigen kürzeren und schwächeren Phasen ereilte mich 9 Jahre später. Ich war zu dieser Zeit schon berufstätig und habe mich mehrere Monate nur mühsam und mit massiver Willenskraft zur Arbeit gequält und gegen Ende der Phase zum ersten Mal ärztliche Unterstützung in Anspruch genommen, die verordneten Medikamente aber nur für einige Wochen eingenommen. Als es mir besser ging, habe ich die Medikamente abgesetzt und auch die Behandlung abgebrochen, ich war trotz dieser langen Phase nicht der Meinung, dass ich eine behandlungsbedürftige Erkrankung habe.
Ich war eher der Meinung, dass es sich nicht um eine Depression, sondern um persönliches Versagen meinerseits gehandelt hatte, sodass für mich die Durchführung einer Therapie nicht sinnvoll erschien, außerdem hatte ich Vorbehalte gegenüber Medikamenten und gegenüber Psychotherapie.
Aus dieser Zeit folgen einige Tagebuchausschnitte. Ich lasse diese Abschnitte meistens unkommentiert, obwohl mir vieles dazu einfällt, da sie so am besten meine damalige Lage ausdrücken. Das Tagebuch ist kursiv gedruckt, die Kommentare normal.

10.02.1993
Angst, ein Gefühl, zwischen engen Mauern zu stehen, erdrückt zu werden von ihnen, und in keine Richtung ein Ausweg. Suche nach einem Ausweg, und die Mauern werden immer höher. Die Luft zum Atmen bleibt weg, und die vielen Zigaretten ersticken den Rest, der noch bleibt.
Es ist wie mit einer Plastiktüte über dem Kopf zu leben zu versuchen. Ich will ja mit aller Kraft, dass das endlich aufhört, und mein Wille ist gar nicht so schwach, aber er reicht nicht aus, und ich merke, wie er langsam anfängt zu erlahmen.

Ich konnte heute einfach nicht arbeiten, ich konnte es einfach nicht! Die Angst hat mich völlig erdrückt.

Van Morrison kommt aus der Anlage, und ich weiß nicht mehr, wohin mit mir. Es gibt so viele schöne Dinge im Leben, ich bin im Moment zu verknotet, um auch nur einen Hauch davon zu erreichen.

25.02.1993

Die Schmerzen in meinen Knien sind unerträglich, es sind eigentlich keine richtigen Schmerzen, aber ein ständiges Missgefühl. Es ist das erste Mal, dass ich merke, dass mein Körper Mängel hat, dass er nicht alles kann, was ich will. Es macht mir manchmal eine panische Angst, daran zu denken, dass ich eines Tages wirklich bewegungseingeschränkt bin. Ich muss immer an meine Oma mit ihren skurril deformierten Knien und Hüften denken, eine furchtbare Vorstellung, einmal so werden zu müssen. (Eine typische Somatisierung der Depression. Ein körperliches Sympton als Ausdruck der Depression.) Für mich ist die Bewegung so wichtig, ich kann ohne sie ganz schlecht leben. Der Wille fehlt mir im Moment oft, die Vorstellung, mein ganzes Leben könnte so weitergehen wie jetzt, ist schrecklich …

Der tägliche Wille, sich morgens aufzuraffen und den Tag anzugehen, fehlt mir, die Eintönigkeit schlägt mir lähmend entgegen. Ich bin so, dass ich eine Sache immer nur in den ersten Anfängen spannend finde, der allererste neue Lack fasziniert mich, und ich habe große Schwierigkeiten, aus eigener Kraft in die Tiefe zu gehen. In der Vertiefung, der Beherrschung einer Sache, kann ein großer Reiz liegen, aber ich bin dazu einfach momentan nicht in der Lage. Das hat auch etwas mit Geduld zu tun, mit Geduld und Ruhe.

Die Tage schleppen sich so dahin, ich rauche und denke viel, und oft kommen mir die Tränen, ich kämpfe und habe das Gefühl, nur in ganz kleinen Schritten voranzukommen. Das Leben ging so leicht die letzten Jahre, und nun geht es darum, weiterzukommen, innerlich weiterzukommen.

16.03 1993

Trotzdem das Gefühl der Sinnlosigkeit, warum muss ich leben, was ist es, das mich morgens aufstehen macht?

14

Gibt es eigentlich etwas, das tragen kann, das einen den Alltag aushalten lässt?

Laufen, Radfahren, körperliche Anstrengung, das Einzige, das mir im Moment das Gefühl der Zufriedenheit geben kann, das kann doch nicht alles sein. Begrenzt durch meine Gelenke. Habe ich Schmerzen, weil es mir mental schlecht geht, oder geht es mir mental schlecht, weil ich zum ersten Mal in meinem Leben länger anhaltende Schmerzen habe? Bin ich etwa ein Hypochonder, oder muss ich die Signale meines Körpers ernster nehmen und meinen Lebensstil ändern?

Morgens aufwachen und nicht so recht wissen, warum aufstehen. Die Lust auf die erste Zigarette, die verspricht, etwas zu ändern, die aber dann die Stimmung insgesamt eher verschlechtert. Dann das langsame Anlaufen des Tages, einfach durch das mechanische Tun von irgendwelchen Dingen wird die Stimmung Stück für Stück besser und die Abende sind dann meistens gut, ich gehe mit dem Gefühl ins Bett, dass morgen alles besser wird. Ist da eine Eigendynamik vorhanden? Verursache ich selbst diesen Rhythmus? Es hat schon immer ähnliche Phasen in meinem Leben gegeben und sie sind auch immer wieder vorbeigegangen. Das Leben bietet so viele wunderbare Dinge, und aus irgendeinem Grund bin ich nur sehr partiell dazu in der Lage, sie wahrzunehmen.

24.03.1993

Heute Nachtdienst gehabt, danach musste ich mich krankmelden, es ging einfach nicht mehr, Flucht vor der Arbeit.

Am Wochenende Dienst, 15 neue Patienten, und der Chef will irgendwelche Statistiken von mir, und all die Ereignisse der letzten Tage (meine Frau hatte eine Fehlgeburt), einfach zu viel für mich. Ich kann einfach nicht mehr, rauche über 20 Zigaretten pro Tag und kann mich auf keine Kleinigkeit konzentrieren.

Warum wollte ausgerechnet unser werdendes Kind nicht leben?

Ich kann nicht mehr, wie bloß die nächsten Tage überstehen? Im Bett liegen und nicht schlafen können (im Nachtdienst), obwohl fast die ganze Nacht nichts los war. Wie soll ich die nächsten Dienste überstehen? Wo ist der Weg, wie soll es weitergehen? Es gibt kein Zurück, aber vor mir steht eine Mauer.

Ich kann nicht mehr! Ich nehme die Welt um mich herum nur noch teilweise wahr. Morgen wenigstens den Tag einigermaßen zu Ende bringen, ohne wegzulaufen und ohne viel an das, was kommt, zu denken.

Ich sehne mich so nach Ruhe und nach Entspannung der so furchtbar angespannten Nerven. Ich muss lernen, stark zu werden in dieser Zeit, lange kann ich diesen Kampf nicht mehr aushalten. Es muss doch einen Ausweg geben! Ich bin doch auch nur ein Mensch wie jeder andere, nicht besser und nicht schlechter, für mich muss es doch auch weitergehen können.

25.03.1993
Heute mit Abstand der schlimmste Tag, Wein und Whisky in Massen getrunken. Meinen Vater angerufen, der auch gekommen ist und mir für morgen einen Termin beim Psychiater besorgt hat. Ich muss mich erst mal für einige Tage krankschreiben lassen, meine Kollegen, insbesondere M., sind sehr gut zu mir gewesen. Es fällt mir schwer, auf einmal jemand anderes am Wochenende für mich arbeiten zu lassen, aber es geht nicht anders.
Depression ohne Grund?
Maren (meine damalige Freundin und jetzige Frau) ist so großartig zu mir, so tapfer und stark, ich werde ihr für immer dankbar sein. Ich hoffe, dass es jetzt Stück für Stück aufwärts gehen kann, dass ich fertig werde mit dieser Krankheit, ich habe solche Sehnsucht nach dem Leben. Ich will leben!

27.03.1993
Depression, den ganzen Morgen erstarrt im Bett verbracht, ohne mich dagegen wehren zu können. (Immer wieder Hinweise auf das Morgentief.) Daran gedacht, alles aufzugeben, Verzweiflung, Starre. Lähmung, schon die kleinsten Dinge zu tun, Angst vor der Zerstörung meines ganzen Lebens. Scham gegenüber allen Menschen in meiner Umgebung, insbesondere gegenüber Maren. Dann das langsame Aufwachen am Nachmittag, langsam wieder etwas zu wollen.

28.03.1993
Der Kampf des Tages geht zu Ende. Tausend Theorien über den Grund der Misere aufgebaut und wenige Minuten danach wieder verworfen. Der Kampf

geht so lange, bis die Gedanken sich ad absurdum führen, bis einfach die Kraft, irgendwelche Gedanken zu erfassen, gleich null ist, ein Gefühl wie nach einem gedanklichen Marathonlauf. Ich kann nichts Positives mehr an meinem jetzigen Zustand sehen, nur noch die vage Hoffnung auf eine ferne Besserung. Kampf der Gedanken bis zur völligen Erschöpfung. Mein Trost ist, dass Maren da ist und ich heute Nacht mit ihr in einem Bett schlafen kann. Mein Trost ist, dass es einen Gott gibt, der mich hält, egal wie ich bin und was ich tue. Mein Trost ist, dass es Medikamente gibt, die mich heute Nacht schlafen lassen werden. Mein Trost ist, dass es Musik wie die von Bach gibt, die ich hören kann. Ich bin dankbar für diese Dinge.

Sind mein Vater und seine Leistungsideale schuld an der Misere, oder kann ich ihm dankbar sein, dass er mir geholfen hat in der höchsten Not, oder beides? Ist meine momentane Wohn- und Arbeitssituation schuld an der Misere, sind es vielleicht andere Phasen in meiner Entwicklung?

Bin ich vielleicht selbst schuld, da ich mich nicht genug aufraffe? Ist dies vielleicht ein nie enden wollender, trostloser Zustand, oder wird er irgendwann aufhören können?

Habe ich etwas getan, dass ich diesen Zustand verdiene? Warum sind so viele andere Menschen lebensfähig und ich nicht? Tausend rotierende Fragen ohne Antwort oder mit Antworten, die sich jeden Tag tausendmal ändern. (Viele Anzeichen für die sinnlosen, negativ getönten Grübelein, die quälend sind, aber zu nichts führen.)

Der Kopf hängt hinunter, die Schritte werden klein und unsicher, das Innerste hat Angst und traut sich nicht die kleinste Bewegung zu. Wenn man nicht den Grund weiß, warum es einem schlecht geht, dann geht automatisch auch die Hoffnung verloren, da ich selbst nichts daran ändern kann.

29.03.1993

Es gibt heute nur zwei Alternativen: mich umzubringen oder aktiv etwas gegen meine momentane Situation zu tun. Ich bestehe nur aus dem Konflikt, hohe Leistungsideale zu haben und sie immer weniger erfüllen zu können.

Deshalb wird der Krampf immer größer, ich bin den ganzen Tag nahezu vollständig von meinen Gedanken blockiert.

Bin dadurch immer weniger fähig, auch nur irgendetwas zu tun, und komme immer mehr in den Konflikt mit meinen Leistungsidealen hinein.
Ich habe Angst vor dem Florian, der bleibt, wenn die hohen Ansprüche verschwinden, er wird immer kleiner und kleiner.

07.04.1993
Trotzdem leben, trotz Schlaflosigkeit, trotzdem leben, trotz sinnloser, anstrengender Arbeit, weiterleben, Lebenswille. Zweifel, ob ich den richtigen Beruf habe, Zweifel, ob ich durchhalten kann. So viele Veränderungen sind nötig, um einfach nur den Alltag zu überstehen.
Ruhe, Gelassenheit, Ruhen in etwas anderem, ein Gleichgewicht zu finden außerhalb der Arbeit und des Alltags, in der Arbeit und im Alltag.
Es wird einen Weg geben!

Wenn ich diese Aufzeichnungen heute durcharbeite, und es ist eigentlich das erste Mal in den ganzen Jahren, dass ich das tue (ich bin immer davor zurückgeschreckt, mich wieder mit diesen Dingen zu beschäftigen), fällt mir einiges auf.

1. Wie sehr ich damals im Vergleich zu heute unter einem unerträglichen Druck gestanden habe.
2. Wie wenig ich meinen Zustand als Krankheit und wie sehr als eigenes Versagen angesehen habe.
3. Wie wenig Hilfe von außen ich gesucht und angenommen habe.

Ein Jahr später habe ich dann meine bis da längste und schwerste depressive Phase erlitten. Es waren zwei Krankenhausaufenthalte, einer in einer psychotherapeutischen Kurklinik und einer in der Psychiatrie, erforderlich. Ich war 10 Monate arbeitsunfähig und war auch nach dem zweiten stationären Aufenthalt noch Monate krank zu Hause. Zum ersten Mal habe ich medizinische Hilfe in Anspruch genommen, und das als Arzt und 10 Jahre nach meiner ersten Episode!
Ich wurde auf eine Lithium-Medikation eingestellt und mit modernen Antide-

pressiva behandelt. Der Psychotherapie stand ich weiterhin sehr zurückhaltend gegenüber. In der psychosomatischen Klinik hatte ich ausführlich analytische Einzeltherapie genossen, die eigentlich bei tiefen Depressionen kontraindiziert ist, und habe mich durch sie noch stärker in die destruktiven Grübeleien stürzen lassen. Ich war einfach nicht in der Lage, irgendwelche Konflikte aufzuarbeiten. Leider hat mir das die Psychotherapie über Jahre vergällt.

Diese Episode fand zu der Zeit statt, als mein erster Sohn geboren wurde. Ich bin aus der psychiatrischen Klinik in den Kreißsaal angereist. Glücklicherweise war die Geburt am Wochenende, sodass ich „Ausgang" hatte.

Auch aus dieser Zeit aus den Tagen der größten Verzweiflung einige Tagebuchabschnitte.

05.05.1994

Die äußerlichen Ziele sind alle erreicht, aber innen ist nur die große Leere.

Ich habe einen schönen Beruf, eine schöne Wohnung, in der ich mich wohlfühle, eine Freundin, die ich liebe, ich werde Vater und freue mich auf unser Kind. Aber innen ist es leer.

(Es zeigt sich hier der typische Gegensatz zwischen guten äußeren Umständen und der Selbstwahrnehmung.)

Es ist, wie wenn alles zusammengebrochen ist und nichts Neues kommt. Der Sinn fehlt, obwohl oben so viele Dinge stehen, die Sinn machen.

Aber ich bin so furchtbar arrogant, dass mir das nicht ausreicht. Was für ein Leben? Was könnte es da geben, das Sinn macht?

Warum reicht mir das viele Gute nicht aus? Warum?

Gestern bin ich eingeschlafen mit dem Gefühl, Gott oder die Religion könnten mir helfen, Wärme zu finden, und heute Morgen wache ich schon wieder in Tränen gebadet auf.

08.05.1994

Einiges zum Thema „self fullfilling prophecy" (Selbsterfüllende Vorhersage)

Mir geht es nicht gut, das sieht man schon daran, dass ich nicht arbeite. Ich gehe

Laufen. Ich kann nicht besonders ausdauernd laufen, da es mir nicht gut geht. Das frustriert mich so, dass ich nicht mehr laufen kann, jeden Moment aufhören möchte zu laufen. Ich denke, ich kann nicht mehr laufen, und höre auf und denke, es ist kein Wunder, dass es mir schlecht geht, da ich ja nicht mehr laufen kann. Wie soll ich dann arbeiten gehen können? Also geht es mir schlecht, weil ich nicht mehr arbeiten gehen kann, und ich gehe wieder laufen …

Ein schöner Kreislauf der Gedanken, der einen beliebig weit hinunterziehen kann. Wie kann ich den Absprung daraus finden? Vielleicht weniger denken und einfach Gefühle zulassen? Vielleicht weniger denken und einfach nur tun? Habe ich es nötig, mich von dieser Gedankenspirale hinunterreißen zu lassen? (Ein Beispiel für die Spirale aus negativen Gedanken, die zu negativer Stimmung führen, und andersherum.)

Ist dieser Witz es wert, dass ich mein Leben zerstöre?

Ich denke, es müsste jedes Jahr im Frühling eine Depression geben, die sich nur durch eine Veränderung der Arbeitsbedingungen beheben lässt. Es kommen kleine Anzeichen von schlechten Gefühlen, die an sich ganz normal sind. Ich denke, das muss die Depression sein, die ja sowieso kommt, das wiederum erschreckt mich und es geht mir noch ein bisschen schlechter. Ich denke, ich habe ja gleich gesagt, es geht wieder los …

05.06.1994 *(In der psychosomatischen Klinik)*
M. ist weg, und alle Ängste und Unsicherheiten sind wieder da.

Sie ist in Reppenstedt, an dem Ort, an dem ich eigentlich ganz normal leben möchte, und weit weg von mir. Die Einsamkeit, das Gefühl, es nie zu schaffen, das Gefühl, hierhin abgeschoben zu sein und nie wieder in das Alltagsleben zurückkehren zu können.

Die Luft zum Atmen scheint wieder weg zu sein, das Zeitgefühl habe ich völlig verloren. Es fällt mir schwer, mich daran zu erinnern, welcher Monat ist, geschweige denn welcher Tag. Die Zeit ist unendlich lang (was für eine Ewigkeit sind die letzten 5 Wochen gewesen) und zerrinnt gleichzeitig zwischen den Fingern, da nichts passiert. (Hinweise für das gestörte Zeitempfinden des Depressiven.)

Wut auf diese Klinik, Angst, dass mir das alles sowieso nicht helfen kann, und, wenn es mir hilft, dann ist ja sowieso in Reppenstedt alles wieder schlecht.

Aus welchen Gründen scheine ich mein Leben verspielt zu haben????? Die Sonne draußen beunruhigt mich, wenn es regnet und stürmt, fühle ich mich wohler (es war ein sehr heißer und sonniger Sommer), was für eine paradoxe Gefühlswelt! Der Frühling als Symbolbild des Aufbruchs macht mir Angst.

Wenn ich Leute lachen sehe, bekomme ich Angst, mein Gang ist schwer und schleppend. Der Zigarettenkonsum ist auf mehr als das Doppelte angestiegen. Was für ein Knoten ist in mir, den ich nicht allein aufzulösen vermag?

Auch ruhig zu werden, zu meditieren oder einfach nur ein bisschen zu entspannen gelingt nur mit fremder Hilfe.

Mein Zustand ist durch ein Miteinander von totaler Antriebsarmut und massiver Anspannung bis zur körperlichen Erschöpfung geprägt. *Wenn ich mich entspanne, habe ich Angst ins Leere zu fallen. Die Luft zum Atmen fehlt, massives Selbstmitleid ist vorhanden, ich will nicht, ich kann nicht. Was ist mehr, nicht können oder nicht wollen?*

Die Musik von The Cure über den Kopfhörer beruhigt etwas, sie hat so etwas bombastisch Melancholisches, Depressives.

06.06.1994

Heute weiß ich nicht mehr, was mit mir los ist, nicht die Depression, sondern eine panische Angst steht im Vordergrund.

Heute das Erstgespräch beim Psychotherapeuten, am Anfang das Gefühl, sofort schreiend hinauslaufen zu müssen, weg, weg, weg von hier, nur ich weiß nicht wohin. In einer einsamen Landschaft zu sein mit einem guten Freund, allein auf einem Berggipfel zu sitzen, nichts als die Natur um mich herum. Ich schreie diese Angst ohnmächtig heraus, ich schreie nach einem, der mir hilft und der mich erhört!!!

Der unwahrscheinlich starke Willen, der Sog, wegzugehen, zu fliehen, wovor? Genau dasselbe Gefühl heute wie an dem Tag, als ich zum letzten Mal gearbeitet habe. Ich glaube, die Antriebslähmung kommt mehr von der Angst als von der Depression. Wohin bloß mit mir? Wohin? Wohin?

Es gibt keinen Ort in dieser Welt, an dem ich Ruhe finden kann, die Angst lähmt mich, reißt mich um, macht mich völlig willenlos, ich kann nicht mehr dagegen an. Ich habe das Gefühl, ein Turner zu sein, der gerade noch mit den

Fingerspitzen an der Reckstange hängt und sich mit allerletzter Kraft daran festhält, und wenn er loslässt, ist er tot. Wenn mir nicht jemand in den nächsten Tagen diesen Druck (eine sinnvolle medikamentöse Behandlung fand in dieser Klinik nicht statt) etwas nehmen kann, halte ich es nicht mehr aus und muss loslassen und muss hoffen, dass mich dann doch noch jemand auffangen kann. Starre, keine Luft mehr zum Atmen.

04.07.1994

Melancholische Stimmung bei Gewitterregen.
Eine schwüle, drückende Hitze entlädt sich in Blitz, Donner und Regen. Lange im Regen spazieren gegangen und mich einfach durchregnen lassen. Sehnsucht nach dem Gewitter, das meine inneren Spannungen etwas entlädt, oder bin ich einfach nur ein Versager, ein Nichtsnutz? Diese Sehnsucht in der Brust zu spüren, diese Melancholie, dieses Fernweh, dieses Liebesweh, kann ich damit leben? Nach Gitarrespielen und Lesen fühle ich mich besser, ich möchte unbedingt eine Möglichkeit finden, mit diesen Stimmungen produktiv umzugehen und durch sie nicht handlungsunfähig zu werden. Werde ich je wieder arbeiten können? Es gibt zu Hause ein Desaster, wenn es nicht klappt. (Die Arbeitsfähigkeit war mir wichtiger als meine Genesung.)
Ich wünsche mir so sehr bessere Zeiten, Luft zum Atmen und Leben. Ich habe mir vorgenommen, wenigstens diese Woche ohne große Krise zu überstehen, es vielleicht zum ersten Mal zu schaffen, eine ganze Woche mit dem wenigen, was hier ansteht, durchhalten zu können, als Basis dafür, das Leben auch zu Hause zu meistern. Sehnsucht nach einem sinnvollen Leben, Sehnsucht danach, Liebe zu geben und Liebe zu nehmen.

26.07.1994 (wieder zu Hause)

Ich habe jetzt eine gute Woche gearbeitet, mit Höhen und Tiefen.
Am zweiten Tag bin ich gleich wieder dekompensiert und nach Hause gegangen und habe etwas völlig Kindliches gemacht, Tabletten genommen, ich hatte nicht gedacht, dass ich etwas so Bescheuertes mal tun würde. Ich habe mir den Magen spülen lassen und im Krankenhaus übernachtet und am nächsten Tag gearbeitet. (Mein damaliger Psychiater hat mich nicht nur nicht ins Krankenhaus

eingewiesen, sondern sogar gleich weiterarbeiten lassen und ist danach ohne Vertretung in Urlaub gefahren!!!)
Ich stehe manchmal völlig neben mir, es ist unglaublich, was für Dinge ich getan habe!
Die nächsten drei Tage gingen ganz gut, das erste wirklich schöne Wochenende seit Langem gehabt. Heute Mittag habe ich bei der Arbeit wieder eine dieser Krisen bekommen, es ist dann innerhalb von ein paar Stunden so, als wenn alles zusammenbricht. Ich habe mich etwas zurückgezogen, und dann ging es wieder. Ich muss jetzt einfach mit Kraft durch diese Krise hindurchgehen, darf mir den Boden nicht unter den Füßen wegziehen lassen, es gibt kein Zurück mehr, es geht nur noch nach vorn weiter. (Ich habe viel zu früh wieder angefangen zu arbeiten und meine eigene Kraft, diese Situation durchzustehen, völlig überschätzt.) Es gibt keine Ausreden mehr und keine Entschuldigungen, wenn ich den Berg überwunden habe, muss es sich wieder leichter leben lassen.

Nach 3 Wochen Arbeit, mehr schlecht als recht, ging dann gar nichts mehr. Ich wurde in eine psychiatrische Klinik eingewiesen, wo es dann ganz langsam aufwärts ging. Es dauerte noch 8 Monate, bis ich wieder arbeiten konnte.

1999 nach dem Unfalltod meiner Schwester hatte ich erneut eine ca. 6 Monate dauernde depressive Phase, die ich zu Hause „abgesessen" habe. Auch aus dieser Zeit einige Tagebuchabschnitte, die, finde ich, zeigen, dass sich mein Umgang mit der Krankheit deutlich verändert hat, indem ich sie mehr akzeptiert habe und weniger dagegen ankämpfe als vorher.

15.12.1999
Heute Nacht und gestern Nacht war da noch dieses Gefühl von Wärme und Leben, das aber im Laufe der Morgenstunden in Starre und Kälte überging.
Angst und Lähmung, die sich abends etwas lösen, sind nun wieder die vorherrschenden Gefühle. Das volle Leben, das vor zwei Wochen noch da war, ist Stück für Stück abgebröckelt. Die Hoffnung, mal lange Zeit ohne die Depression zu leben, auch die Zukunftspläne, sind wieder einmal Makulatur.

07.01.2000

Mein Leben ist wie eine Fahrt mit dem Ballon um die Erde. Tue ich im richtigen Moment den richtigen Schritt, weht mich der Wind eine lange gute Strecke. Tue ich den Schritt nicht, verharre ich eine lange Zeit, ohne dass ich viel dagegen tun kann.

Wie den richtigen Schritt zur richtigen Zeit tun?

Herr, hilf mir dabei!

08.03.2000

Was ist eigentlich Depression? Depression ist Warten, Aushalten, Erdulden.

Die Frage nach dem Warum. Es ist, als ob mir etwas weggenommen wurde, das zum Leben essenziell nötig ist.

Dieser Zustand ist aus einem gesunden Zustand einfach nicht nachfühlbar, er ist nicht das Hinzufügen eines Krankheitssymptoms zu einer Person, sondern Veränderung, Verstellung der ganzen Person. Der Maßstab, mit dem das Leben gesehen wird, ist verzerrt, verstellt.

Deswegen kann man sich auch nicht vorstellen, dass es jemals wieder besser geht, die Möglichkeit dieser Vorstellung fehlt.

Kann ich eigentlich mehr tun als nur abwarten und ausharren? Was könnte den Verlauf der Krankheit beschleunigen? Die Angst ist da nicht das Richtige, nicht genug zu tun. Und das Abwarten ist extrem unbefriedigend.

Sich nicht verkommen lassen, sich nicht oder zumindest nicht immer durchhängen zu lassen, nicht zu viel jammern und klagen. Und regelmäßig Sport, denn Sport lässt einen, zumindest meistens, hinterher für einige Zeit ein fast normaler Mensch sein. Aber das scheinen Dinge zu sein, die den Zustand erleichtern, aber wohl nicht verkürzen.

Was wird kommen? Was wird die Zukunft bringen?

Ich weiß rein rational, dass es in diesem Zustand keinen Sinn hat, sich darüber Gedanken zu machen, aber ich mache es natürlich trotzdem. Es wird sicher irgendwann wieder gehen, aber wie soll es beruflich werden mit so häufigen Krankheitsphasen?

09.03.2000

Die Lähmung des Körpers und des Geistes, die sich in den Mittagstunden langsam lockert. Wie starr, wie eingefroren.

Das normale Leben steht sichtbar da, es ist, als ob mein Arm zu kurz ist, um es zu erreichen, wie Verdursten im Angesicht einer nicht erreichbaren Quelle.

Wenn ich den Stimmungsverlauf im Laufe eines Tages auf einer Skala von 1–10 beschreiben sollte, würde ich es wie folgt machen (10 = sehr gut, 0 = extrem schlecht):

6:00 Uhr 2
8:00 2
9:00 5
11:00 3
13:00 6
15:00 3
17:00 7
20:00 4
23:00 8

Das Ganze spielt sich an verschiedenen Tagen auf unterschiedlichem Niveau ab, aber immer in einem ähnlichen Verhältnis.

Was auffällig ist, ist das Drehen um mich selbst bis zum Anschlag, ich möchte mich wieder mehr nach außen richten können.
Die Depression ist dann weg, wenn man nicht mehr darüber nachdenkt, ob sie weg ist oder nicht.
Aber dieses nicht mehr Nachdenken kann man nicht aus eigener Kraft erreichen, das muss einfach von selbst kommen.
Manchmal habe ich das Gefühl, je mehr man kämpft, desto schlechter wird es, aber auf der anderen Seite muss ich ja auch kämpfen, sonst würde ich mich ja völlig aufgeben.
Dieser Gegensatz ist schwer auflösbar.

29.03.2000

Der süße Mittagsschlaf, jeden Tag der Sog, einen zu machen, und jeden Tag das mäßige Aufwachen daraus.

Was verändert sich eigentlich im Schlaf?

Es fehlt einfach die Klarheit im Kopf, die Konzentration, die Möglichkeit, selbstbestimmt zu handeln.

Gestern Mittag habe ich geträumt, mit C. G. in der Stadt Ski fahren zu sein auf einer wunderschönen Frühlingswiese mit etwas Schnee darüber.

Ist dies ein Symbol für die Verbesserung? Ich möchte mein Leben wieder in die Hand nehmen.

Die Zeit vergeht einfach so sinnlos und zäh und langsam und andererseits wieder erschreckend schnell, mit nicht aufzuhaltender Gleichmäßigkeit.

Diese Tagebuchabschnitte geben vielleicht besser als theoretische Worte den eigentlich nicht beschreibbaren Zustand der Depression wieder, der der Seele und dem Körper jeglichen Halt entzieht und einen zu einem kleinen Kind macht, allerdings ohne das natürliche Vertrauen in das Leben, das die meisten Kinder glücklicherweise haben.

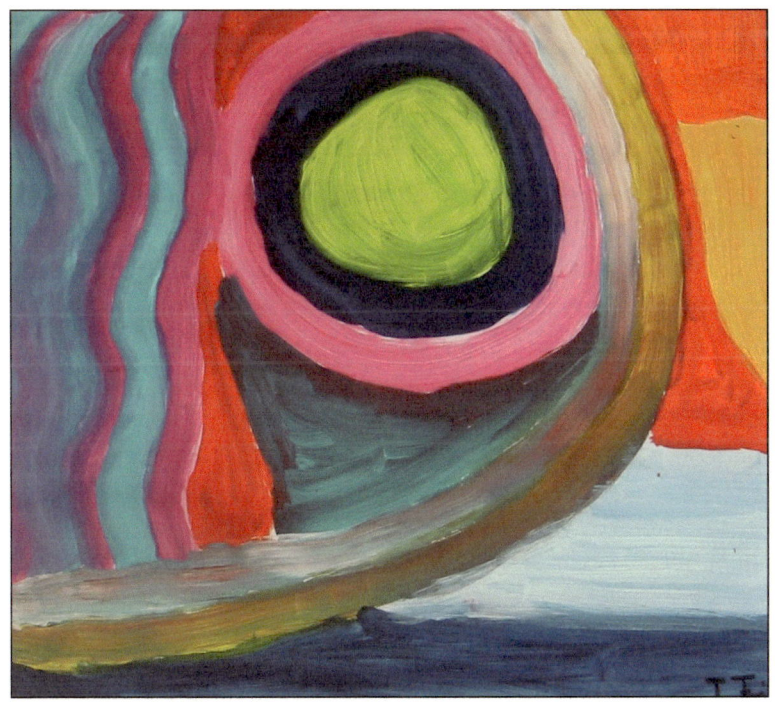

Tobias

2. Die Hauptakteure: Depression, Manie und Hypomanie

Zunächst ein einführendes Beispiel: Wie kann ich am Gangbild bei einem Gang durch unwegbares Gelände einen Depressiven von einem Gesunden und einem Maniker unterscheiden?

Der Depressive geht unsicher und langsam mit kleinen Schritten und guckt vor sich auf den Boden, ohne die Umgebung wahrzunehmen, er hat die Hände in den Taschen.

Der Gesunde geht schwungvoll und zügig, guckt 5–10 m vor sich auf den Weg und guckt gelegentlich hoch, um die Umgebung wahrzunehmen, die Arme schwingen harmonisch mit.

Der Maniker guckt in die Ferne, ohne den Weg wahrzunehmen, geht schwungvoll und schnell, fast hüpfend, und stolpert dann über einen Stein auf dem Weg.

Die Melancholie ist, seelisch ausgezeichnet, eine tief schmerzliche Verstimmung, eine Aufhebung des Interesses für die Außenwelt, durch den Verlust der Liebesfähigkeit, durch die Hemmung jeder Leistung, die Herabsetzung des Selbstwertgefühles, die sich in Selbstvorwürfen und in Selbstbeschimpfung äußert und bis zur wahnhaften Erwartung von Strafe steigert.
S. Freud, Gesammelte Werke

Bei meinem ersten Aufenthalt in der Psychiatrie traf ich einen Menschen, von dem ich nicht weiß, welche Erkrankung er hatte, es war jedoch eine Krankheit, die phasenweise verlief, mit normalen Zeiten zwischendurch. Genauso wie ich ging er jeden Tag auf dem schönen Krankenhausgelände laufen. Einmal sagte er zu mir, er habe jetzt mal wieder den „Flitz", und deswegen sei er im Krankenhaus. Seitdem ist dieses Wort für mich oft die Bezeichnung für meine Krankheit gewesen, mit einer leicht ironischen Komponente, die auch mal ganz sinnvoll ist. Wer mag schon immer von Depression sprechen und denken! Es folgt also jetzt die Darstellung, was der Flitz eigentlich ist.

I.   Depression

Das Schlimmste an der Depression ist, dass an einem depressiven Tag nicht nur dieser Tag düster und unerträglich erscheint, sondern auch die gesamte Vergangenheit, auch die positiven Elemente aus ihr und die gesamte Zukunft ebenfalls, es wird alles wie durch eine dunkle Brille gesehen, es gibt nichts Positives mehr, an dem man sich festhalten kann.

Es ist schwer, die Depression mit Worten zu beschreiben, sie ist das Versiegen jeglichen Lebensstromes, der Verlust jeder Vergangenheit und Zukunft.

Die Kontaktfähigkeit mit anderen Menschen ist eingeschränkt, das Zeitgefühl geht verloren, das Leben wird eine einzige endlose Qual.

Schlaf und Appetit sind gestört, jegliche Freude am Leben geht verloren. Wie eine fremde kalte Hülle, die dem Depressiven übergestülpt wird, die er nicht aus eigener Willenskraft abstreifen kann. Dazu kommt eine diffuse, das Leben zur Hölle machende Angst, nicht vor irgendetwas, sondern eine fundamentale Lebensangst und das Gefühl, unfähig zu sein, auch kleine Dinge des Alltags zu schaffen.

Fast jeder Depressive hat zumindest phasenweise den Wunsch, nicht mehr leben zu wollen.

Ich glaube, dass dieser Zustand unbeschreibbar ist, und möchte dennoch im Folgenden versuchen, die einzelnen Symptome zu beschreiben.

a)   Affektivität (Gefühle)

Die Gefühle sind nicht in Richtung Traurigkeit verschoben, sondern insgesamt abgeflacht und ausgetrocknet. Bei vielen Menschen ist dennoch häufig der Wunsch zu weinen da. Man spricht auch von herabgestimmt statt verstimmt sein. Das Gefühlsleben wird als leer, versteinert, vertrocknet und abgeschnürt empfunden. Häufig hat diese Stimmungslage eine Tagesrhythmik, meist mit Morgentief und Besserung in den Abendstunden. Die Welt kann fremdartig wahrgenommen werden, die Dinge fühlen sich nicht mehr so an wie normal, sondern irgendwie anders, oft bedrohlich. Dies ist wahrscheinlich der am schwierigsten zu beschreibende Anteil der Depression. Das normale Gefühl, sei es Freude oder Liebe oder Hass oder Wut, wird so nicht mehr wahrgenommen. Vielleicht so, wie wenn man versucht, eine kleine Unebenheit auf der Haut mit einem dicken, rauen und kalten Handschuh wahrzunehmen. Oder wie wenn der Körper von einer dicken Hülle komplett umgeben wäre, die jede Wahrnehmung der Umgebung verfälscht und fade macht.

b) Antrieb

Es findet sich eine ausgeprägte Antriebshemmung, besonders morgens sind auch kleinere Tätigkeiten kaum zu schaffen. Es bedeutet eine große Willenskraft, überhaupt etwas zu machen. Das, was nicht gemacht wird, wird als schuldhaft empfunden. Das Maximum dieser Antriebsstörung ist der depressive Stupor (= Lähmung), in dem der Patient sich gar nicht mehr bewegen kann. Man kann einen depressiven Patienten vor seine Lieblingsbeschäftigung setzen (bei mir zum Beispiel meine Gitarre), und er wird einfach keinen Antrieb haben, sie zu spielen, weil er gar nicht einsieht, warum er das tun sollte, und überhaupt nicht mehr das einem normalen Menschen eigene Gefühl hat, das zum Spielen eines Instrumentes nötig ist. Ich glaube, das ist ganz schwer zu beschreiben, wenn man es nicht selbst erlebt hat.
Die Entlastung von den täglichen Aktivitäten bringt allerdings leider keine Linderung, da es einem in Anbetracht dieses Zustandes dann eher noch schlechter geht.
Paradoxerweise kommt häufig eine ausgeprägte Unruhe hinzu, eine Unfähigkeit, still zu sitzen, dieses unruhige Gefühl kann aber nicht in Antrieb, irgendwelche Sachen zu tun, umgesetzt werden. Ich habe in depressiven

Phasen immer lange Spaziergänge gemacht, weil man hierfür nicht allzu viel Antrieb braucht und weil sich die Unruhe so am besten aushalten lässt.

c) Körperliche Symptome

Fast alle Patienten mit Depressionen haben auch körperliche Symptome, manchmal sogar als einzige Symptome. Die Depression ist eine „körpernahe" psychische Erkrankung.
Häufig ist ein allgemein abgeschlagenes Gefühl, Schmerzen werden stärker empfunden als normal. Appetitlosigkeit, Druck im Kopf oder Brustkorb, Verstopfung oder Durchfall kommen hinzu. Häufig ist eine starke Gewichtsabnahme von mehr als 10 % des Körpergewichtes.

d) Schlafstörungen

Schlafstörungen sind eines der quälendsten Symptome der Depression und kommen bei den meisten schwerer depressiven Menschen vor. Am häufigsten ist das frühmorgendliche Erwachen, aber auch Einschlafstörungen gibt es. Ich bin regelmäßig zwischen 4 und 5 Uhr aufgewacht. Die ersten Stunden des Tages sind die furchtbarsten, durch Schlafmittel ist auf diese Störungen relativ wenig Einfluss zu nehmen, und diese Schlafstörungen erschöpfen einen mit der Zeit.

e) Denken

Das Denken ist in das Negative verzerrt, alle Gedanken erhalten eine negative Tönung. Die Gedanken reihen sich aneinander in einer endlosen Kette von Grübeleien, die sich hauptsächlich um sich selbst drehen. Diese Grübelkette ist für den Erkrankten nicht zu durchbrechen und verhindert es, sich gedanklich mit irgendwelchen äußeren Dingen zu beschäftigen. Es werden völlig unproduktiv immer wieder dieselben Sachen gedacht.

f) Die Zeit

Die Zeitachse ist beim Depressiven völlig verzerrt, die Minuten schleppen sich zäh dahin und gleichzeitig verrinnt die Zeit schnell, sinnlos und unaufhörlich. Eine Zukunft gibt es nicht mehr. Wenn er zu irgendeinem Termin kommen muss, ist ein Depressiver meistens zu früh da, weil er große Angst hat, zu spät zu kommen.

g) Angst

Ich habe oft eine existenzielle Angst erlebt, eine Angst vor dem Leben, vor den kleinsten Banalitäten des Alltags. Auch dies macht das Leben zur Qual. Es sollte also unbedingt nicht nur eine antidepressive, sondern auch eine angstlösende Therapie durchgeführt werden, dies erleichtert dem Patienten sein Leid wesentlich.

Diese Angst kann auch durch Kontakt mit anderen Menschen nicht wesentlich gelindert werden, weil sie existenziell ist. Im Gegenteil, sie kann durch Nähe von anderen Menschen eher noch verstärkt werden.

h) Wahnsymptome

Häufig ist der Wahn, dass der Patient sich selbst nicht für krank hält, sondern seinen Zustand als eigenes Versagen bewertet. Des Weiteren gibt es Verschuldungs- und Versündigungswahn sowie hypochondrischen Wahn und Verarmungswahn. Die Wahnvorstellungen sind anders als bei der schizophrenen Psychose, d. h. es werden keine Stimmen gehört oder Sachen gesehen, die es nicht gibt. Wahnhaft ist eher die unerschütterliche

Fehleinschätzung der Realität und die eigene Unfähigkeit, aus diesem Erleben herauszukommen.

i) Verminderung sexueller Bedürfnisse

Als Depressiver wünscht man sich natürlich nichtsexuelle und sexuelle menschliche Nähe, man kann diese nur nicht empfinden, und sie ängstigt einen.
Männer haben häufig (zum Teil auch durch Nebenwirkungen der Medikamente) Erektions- und Ejakulationsstörungen. Häufig ist auch aus Angst vor dem Partner nur noch eine freudlose Sexualität durch Selbstbefriedigung möglich.
Auch dieser doch sonst im Leben so wesentliche Bereich fällt für den depressiv Verstimmten fast völlig weg.

j) Weitere depressive Symptome

Zwangssymptome
Überempfindlichkeit gegenüber Geräuschen
Depersonalisation

Gedächtnisstörungen, insbesondere des Kurzzeitgedächtnisses, Unfähigkeit komplexere Aufgaben zu lösen aufgrund langsamen, zähen Denkens.
Im schlimmsten Fall bis zur depressiven Pseudodemenz.

Selbstmordgedanken und -versuche
Wahrnehmungsstörungen

Insgesamt ist die Depression ein Zustand, an den man sich mit Worten nur schwer annähern kann, eine dem normalen Empfinden so entgegengesetzte Welt, dass die Worte immer zu schwach sein werden, sie zu beschreiben.

Bei der Dauer einer depressiven Phase rechnet man bei 40–50 % bis zu 3 Monaten, 25–30 % bis zu 1 Jahr und 20–25 % mehr als einem Jahr. Erkrankungsbeginn ist bei unipolaren Depressionen zwischen 20 und 40 Jahren, bei bipolaren (manisch-depressiven) Erkrankungen häufig früher.

2. Manie

Die Manie kann ich nicht nach eigenen Erfahrungen beschreiben, sondern nur von dem her, was ich gelesen und von einigen Menschen in manischen Phasen, die ich kennengelernt habe, gehört habe.

Die Manie ist in vielen Symptomen das Gegenteil der Depression, es gibt aber auch einige Ähnlichkeiten.

Die Hauptsymptome der Manie sind gehobene Stimmung, gesteigerter Antrieb und Ideenflucht.

Maniker können auf ihre Umwelt fröhlich und mitreißend, aber auch streitsüchtig und aggressiv wirken. Die Antriebssteigerung äußert sich in erhöhter Aktivität, erhöhtem Bewegungsdrang und vermindertem Schlafbedürfnis. Gelegentlich sind die Menschen enthemmt, aber schwere Erregungszustände sind selten. Unter Ideenflucht versteht man das Aufkommen von immer neuen flüchtigen Ideen, die größtenteils nicht in die Tat umgesetzt werden. Viele Patienten machen Schulden oder kündigen ihren Arbeitsplatz. Das sexuelle Verlangen ist deutlich gesteigert.

Die Patienten sind ständig in Bewegung und unternehmen ständig etwas, was anfangs von ihnen oft als positiv erlebt wird. Dazu ist die Konzentrationsfähigkeit deutlich reduziert, obwohl die Patienten meinen, besonders rasch denken zu können.

Auch Wahnvorstellungen im Sinne eines Größenwahns können auftreten.

Während einer Manie kann sich der Patient sehr wohlfühlen, was natürlich eine Behandlung erschwert und die Sache insbesondere für die Angehörigen schwierig macht.

Maniker schlafen wie Depressive wenig, nur mit dem Unterschied, dass sie nicht darunter leiden. Häufig kommt eine Gewichtsabnahme dazu. Viele Maniker haben einen ausgeprägten Rede- (und manchmal auch Schreib-)drang, was sie für die Umwelt schwer erträglich machen kann. Der Maniker ist in allen Bereichen unermüdlich und kann sich manchmal für den Löser aller Probleme der Welt halten. Eine manische Phase ist im Schnitt etwas kürzer als eine depressive Phase.

3. Hypomanie

Der Begriff Hypomanie wurde zum ersten Mal von E. Mendel 1881 erwähnt und bezeichnet den Grenzbereich zwischen normalen Affekten und der Manie. Menschen in hypomanen Zuständen fühlen sich häufig selbstsicher und glücklich. Im Rahmen der sogenannten Bipolar-2-Erkrankung sind diese Phasen jedoch mit schweren depressiven Phasen kombiniert. Nach ICD 10 (Internationale Diagnosen-Klassifikation) ist die Hypomanie wie folgt definiert:

A)
Die Stimmung ist in einem für den Betroffenen Ausmaß an mindestens 4 aufeinanderfolgenden Tagen gehoben oder gereizt.

B)
Mindestens drei der folgenden Merkmale müssen vorhanden sein:
1. Gesteigerte Aktivität oder motorische Ruhelosigkeit
2. Gesteigerte Gesprächigkeit
3. Konzentrationsschwierigkeiten oder Ablenkbarkeit
4. Vermindertes Schlafbedürfnis
5. Gesteigerte Libido
6. Übertriebene Einkäufe oder andere Arten von leichtsinnigem oder verantwortungslosem Verhalten
7. Gesteigerte Geselligkeit oder übermäßige Vertraulichkeit

C)
Die Episode erfüllt nicht die Kriterien für Manie und einige andere psychische Erkrankungen.

D)
Der Zustand ist nicht durch Drogeneinnahme bedingt und nicht organischer (= körperlicher) Genese.

Diese Definition ist relativ eng gefasst, und die Diagnose Hypomanie wird heute zum Teil schon eher in Erwägung gezogen.

Depressive Phasen bei Bipolar-2-Patienten mit hypomanischen Phasen fangen häufig sehr schnell innerhalb weniger Tage an. Die Unterscheidung zwischen rein depressiven Patienten und depressiven Patienten mit kurzen hypomanischen Phasen (bipolar 2) ist aufgrund der unterschiedlichen Behandlung wichtig. Viele Patienten, die eigentlich bipolar 2 erkrankt sind, werden als phasenhafte Depression und damit möglicherweise falsch behandelt. Folgende Kriterien sprechen mehr für eine Bipolar-2-Erkrankung:

1. Kein adäquater Grund für den Beginn der Phase
2. Auch in „gesunden" Zeiten labiler Affekt
3. Häufiger Alkohol- und Drogenabusus
4. Erste Phase gegen Ende des zweiten Lebensjahrzehntes (bei monopolaren Depressionen eher Ende des dritten Lebensjahrzehntes)
5. Sehr abrupter Beginn der depressiven Phasen

Das zeitlich versetzte Auftreten von manischen und depressiven Phasen bei einem Patienten bezeichnet man als Bipolar-1-Erkrankung. Einen depressiven Patienten mit einer durch Medikamente ausgelösten Hypomanie bezeichnet man als bipolar-3-erkrankt. Als Bipolar-4-Patienten bezeichnet man Patienten mit einer milden bipolaren Erkrankung mit „cyclothymer"

Persönlichkeit. Als Bipolar-5-Patienten bezeichnet man Menschen, die selber nur Depressionen haben, in deren familiärer Vorgeschichte aber bipolare Erkrankungen bekannt sind. Manchmal werden unipolar (= nur) manische Patienten als Bipolar-6-Patienten bezeichnet. Klinisch am wichtigsten, am schwierigsten zu unterscheiden und für die Therapie am bedeutendsten sind jedoch Bipolar-1- und -2-Erkrankungen.

Auch genetisch scheint es einen Unterschied zwischen Bipolar-2-Patienten und nur depressiven Patienten zu geben.

Auch eine Entwicklung im zeitlichen Verlauf ist möglich, d. h. ein Patient, der zunächst nur depressive Phasen hat, kann sich später in Richtung Bipolar-2- oder Bipolar-1-Erkrankung entwickeln.

Häufig werden schon Patienten als Bipolar 2 diagnostiziert, die zwischen den depressiven Phasen Phasen mit gutem Antrieb haben, in denen alles gut läuft und locker von der Hand geht.

Patienten, die auch zwischen den Phasen eher depressiv getönt sind, werden als monopolar eingestuft.

Eine Sonderform der bipolaren Erkrankung stellt das „Rapid Cycling" (= schnelles Kreiseln) dar, hier wechseln sich in einem Jahr mindestens 4 depressive, manische oder hypomanische Episoden ab. Beim Ultra-rapid-Cycling wechseln diese Episoden innerhalb weniger Wochen oder sogar Tagen ab. Diese Sonderform hat eine schlechtere Prognose als die anderen bipolaren Formen, tritt häufiger bei Bipolar-2-Patienten auf und kann durch die langjährige Einnahme von Antidepressiva, insbesondere Trizyklica und MAO-Hemmer, ausgelöst werden. Therapeutisch werden die Antidepressiva reduziert, stattdessen erfolgt die Gabe von Phasenprophylaktika, eventuell in Kombination, sowie Atypika (siehe unten).

Als Cyclothymie bezeichnet man ohne symptomfreies Intervall auftretende wechselnde Phasen, die in der Stärke nicht den Kriterien für eine Manie oder schwere Depression entsprechen.

Als saisonal abhängige affektive Störung (SAD) bezeichnet man regelmäßig in bestimmten Jahreszeiten auftretende (meist Herbst und Frühjahr) affektive Störungen (meist Depressionen), die häufig mit vermehrtem Hunger und gesteigertem Schlafbedürfnis einhergehen.

Als Dysthymie bezeichnet man eine kontinuierliche/chronische (länger als 2 Jahre anhaltende) depressive Störung, die nicht das Ausmaß einer schweren Depression erreicht. Dieses Krankheitsbild hat Ähnlichkeit mit dem früheren Konzept einer neurotischen Depression.

Als reaktive Depression bezeichnet man eine depressive Störung, bedingt durch ein negatives Ereignis, häufig den Verlust einer nahen Bezugsperson.

Als gemischte affektive Episode bezeichnet man den raschen Wechsel zwischen manischen, hypomanischen und depressiven Symptomen innerhalb einer Episode. Der Wechsel passiert oft innerhalb weniger Stunden. Als schizoaffektive Psychose bezeichnet man eine Mischform zwischen schizophrener Psychose und affektiver Erkrankung mit Wahnvorstellungen.

Genaueres zur Definition der oben erwähnten Krankheiten ist im Anhang zu finden unter der DSM-4-Klassifikation.

3. Warum: Ursachen, Auslöser und Verlauf

Safe in the womb
Of an everlasting night
You find that darkness can
Give the brightest light
Safe in your place deep in the earth
That's when you know, what you're really worth
Forgotten while you're here
Nick Drake, Fruit tree

Kein Mensch kennt die genaue Ursache der Depression und der bipolaren Erkrankungen. Bekannt sind biologische Vorgänge im Gehirn, die mit diesen Erkrankungen assoziiert sind und eine Vererbbarkeit zumindest der Empfindlichkeit für diese Erkrankungen. Auf der anderen Seite sind psychologische, lebensgeschichtliche und erlernte Faktoren bei jeder Depression vorhanden. Äußere Ereignisse und psychologische Faktoren können natürlich biologische Veränderungen im Gehirn auslösen, und diese können wiederum psychologische Veränderungen verursachen. Was nun Ursache ist und was Wirkung, ist kaum sicher zu differenzieren.

Des Weiteren spielt auch die soziale Situation und Kommunikationsfähigkeit eine gewichtige Rolle. Um dies alles „unter einen Hut" zu bringen, wurde das schöne Wort von der Multifaktorialität (= viele Ursachen in Kombination) geprägt.

Jede Depression ist anders und setzt sich ursächlich in unterschiedlicher Gewichtung aus den oben genannten Faktoren zusammen, wobei die bipolaren Erkrankungen mehr zur Seite des Biologischen und die Dysthymien mehr zur Seite des Psychologischen tendieren, alles andere bewegt sich auf einer Kurve dazwischen.

I. Biologie

Es gibt mehrere biologische Hypothesen zur Entstehung von Manien und Depressionen. In ihnen werden chemische oder strukturelle Veränderungen beschrieben, die Depressionen oder Manien auslösen können. In allen Hypothesen spielen Neurotransmitter, also Überträgersubstanzen zwischen den Nervenzellen im Gehirn, eine Rolle. Diese Substanzen leiten die elektrischen Nervenimpulse zwischen den einzelnen Nervenzellen weiter und können nachfolgende Nervenzellen aktivieren oder hemmen. Folgende Substanzen spielen hier die Hauptrolle, häufig sind sie dadurch entdeckt worden, dass Medikamente, die auf diese Substanzen wirken, eine Depression oder Manie erzeugen oder bessern können.

a) Noradrenalin
Noradrenalin hat eine sympathikomimetische (das sympathische Nervensystem anregende) Wirkung im ganzen Körper (z. B. auch am Herzen) und wirkt aber auch als Neurotransmitter. Die Ausscheidungsprodukte von Noradrenalin im Urin von depressiven Menschen sind erniedrigt, im Urin von manischen Menschen erhöht.
Die Alpha-1-Rezeptoren, die von Noradrenalin stimuliert werden, sorgen für eine Besserung des Calcium-Gleichgewichts in der Hirnzelle, welches eine Rolle bei der Entstehung von Depressionen zu spielen scheint. Die Alpha-2-Rezeptoren, die auch stimuliert werden, wirken hemmend auf das Adenylatzyklase-System (ein System, das in der Energiegewinnung und Informationsweitergabe eine zentrale Rolle spielt). Hierduch wird das CREB erhöht, das eine Rolle für die Plastizität (Anpassungsfähigkeit) der Gehirnzellen spielt. Die Depression führt zu einer erhöhten Empfindlichkeit der Beta-adrenergen- und 5HT2-Rezeptoren. Die Medikamente normalisieren diese Empfindlichkeit.

b) Serotonin
Der Serotoninspiegel zwischen Hirnzellen ist bei Depressionen erniedrigt und bei Manien erhöht. Er wird als wichtigstes biochemisches Korrelat der

Depression angesehen. Die meist verordneten Antidepressiva sind Medikamente, die auf den Serotoninspiegel wirken (Serotonin-Wiederaufnahmehemmer). Ebenfalls erniedrigt ist das Stoffwechselprodukt des Serotonins, die 5-Hydroxy-Indol-Essigsäure (HIAA). Serotonin wirkt über die 5HT1-3-Rezeptoren und einige Untergruppen. Von diesen hat der 5HT1a-Rezeptor die größte Bedeutung (Rezeptoren sind Eiweißstoffe auf der Oberfläche der Gehirnzellen, an die die Neurotransmitter „andocken", um ihre Wirkung zu entfalten). Diese Rezeptoren sind bei Depressiven weniger empfindlich. Lithium, Valproinsäure und Lamotrigin verbessern die serotonerge Übertragung zwischen den Nervenzellen.

c) Dopamin
Medikamente, die die Übertragung zwischen den Nervenzellen über Dopamin hemmen, wirken depressionsfördernd. Insbesondere bei Manien scheint das Dopamin von Bedeutung zu sein. Medikamente, die das Dopamin senken, wie z. B. Haloperidol, können zur Behandlung der Manie eingesetzt werden.
Ebenso verringert Valproinsäure die Dopaminaktivität im Gehirn und ist zur Behandlung der Manie geeignet.

d) Glutamat
Glutamat wird in der industriellen Lebensmittelherstellung als „Geschmacksverstärker" eingesetzt und ist gleichzeitig ein Neurotransmitter, der auf die Nervenzellen exitatorisch (erregend) wirkt und bei der Entstehung der Depressionen eine Rolle spielt. Bei schweren Depressionen findet sich eine Erniedrigung des Glutamatspiegels im Gehirn.

e) GABA (Gammaaminobuttersäure)
Die GABA regelt die Grundaktivität der Nervenzellen im Gehirn. Über einen GABA-Rezeptor wirken auch die Benzodiazepine (z. B. Valium). Die Affektstabilisatoren aus dem Bereich der Antiepileptika wirken erhöhend auf die GABA. Bei schweren Depressionen ist der GABA-Spiegel im Gehirn erniedrigt.

f) In der Hirnzelle wirkende Faktoren

Die bisher erwähnten Faktoren wirken an Rezeptoren außerhalb der Zelle, aber auch in der Zelle gibt es Faktoren, die mit der Depression in Zusammenhang gebracht werden. Die mRNA (aus RNA und DNA besteht der „Code" jeder Zelle) für TSH (schilddrüsenstimulierendes Hormon) ist erhöht. Typisch ist die erhöhte Mobilisierbarkeit von Calcium in der Zelle. Deswegen können auch Calciumantagonisten wie Nimodipin affektstabilisierende Wirkung zeigen (bisher experimentell). BCL 2 ist ein Faktor, der die Nervenzellen vor dem Absterben bewahrt und der bei Depressiven erniedrigt ist. Eine ähnliche Funktion hat das BDNF. Lithium und Valproat wirken unter anderem über die Stimulation des BCL 2. Desipramin, Fluoxetin und MAO-Hemmer wirken unter anderem über das c AMP (cyclisches Adenosinmonophosphat), Clozapin erhöht die BCL-2-Produktion. Weiter in diesem Zuammenhang wichtige Faktoren sind CREB, GSK-3ß und NAA (N-acetyl-Aspartat).

Valproat und Lithium haben neurotrophe Wirkung, d. h. sie fördern das Wachstum der Nervenzellen.

g) Hormone

Bei Depressiven kommt es über eine Erhöhung der beiden Cortison--stimulierenden Hormone CRF und ACTH zu einer vermehrten Ausschüttung von Cortisol in der Nebennierenrinde. Der Dexamethason-Hemmtest ist, ein Test zur Prüfung der Cortison-Achse ist pathologisch. Das Cortison ist ein Stresshormon, dessen längerfristige Ausschüttung zum Zelltod von Gehirnzellen führen kann, außerdem erhöht es den Blutzucker und schwächt das körpereigene Abwehrsystem sowie führt bei längerer Gabe zur Osteoporose (Knochenerweichung).

Die überschießende Cortisolbildung führt zu einer Abnahme des BDNF (s. o.).

Depressive und bipolare Patienten können eine Hypothyreose (Unterfunktion der Schilddrüse) haben, die schilddrüsensteuernden Hormone TRH und TSH können erhöht sein. Gelegentlich wird eine Hochdosistherapie mit Schilddrüsenhormonen bei therapieresistenten Depressionen angewandt. Bei bipolaren Patienten kommt es häufiger zu einer Autoimmunthyreoiditis (Entzündung der Schilddrüse durch Antikörper). Auch eine Überfunktion der Schilddrüsenhormone kann jedoch zu einer Depression führen.

Insgesamt scheint nicht ein einziger dieser Faktoren für die affektive Erkrankung verantwortlich zu sein, sondern das falsche Zusammenspiel der genannten Neurotransmitter und Hormone (multifaktorielles Entstehungsmodell).

h) Strukturelle Veränderungen im Gehirn
Folgende Gehirnregionen stehen im Zusammenhang mit den Gefühlen: Amygdala, Hippocampus, Gyrus cinguli sowie präfrontaler Cortex (Hirnrinde), Thalamus, Striatum, Hypothalamus, cerebellärer Cortex, Nucleus accumbens, Neocortex, Substantia nigra, Locus ceruleus, olfaktorischer Cortex und ventrales Pallidum. Einen Teil dieser Strukturen nennt man Limbisches System (Hippocampus, Amygdala, Gyrus cinguli, Mammilarkörper, vorderer Thalamus). Diese Strukturen sind direkt mit der Großhirnrinde verbunden.
Diese Strukturen sind eng miteinander verbunden. Die Befunde der Veränderungen in Computertomografie (CT), Magnetresonanztomografie (MRT) und PET (Positronen-Emissionstomografie) sind uneinheitlich. Folgende 3 Faktoren werden immer wieder gefunden:
1. Erweiterung der Seitenventrikel als Hinweis auf erhöhten Druck des Nervenwassers oder Gehirnschrumpfung.
2. Erweiterung der kortikalen Furchen.
3. Vermehrte subcortikale Hyperdensitäten (Verdichtungen) im MRT.
4. In der PET-Positronen-Elektronen-Tomografie kann der Funktionszustand des Gehirns betrachtet werden, hier findet sich bei Depressiven eine deutliche Änderung des Signales im frontalen Hirnbereich und im limbischen System, die Untersuchungsergebnisse sind jedoch bisher uneinheitlich.

2. Genetik (Vererbung)

Depression und Manie sind keine Erbkrankheiten, allerdings scheint eine Empfindlichkeit diesen Krankheiten gegenüber vererbt zu werden.

Bei erstgradigen Verwandten (Eltern oder Kinder) von bipolaren Patienten ergibt sich ein Erkrankungsrisiko für bipolare Erkrankungen von 7,8–19 %, für unipolare von 11–22 %. Bei Verwandten von unipolaren Patienten ergibt sich ein Risiko von 0,6–2 % für bipolare Erkrankungen und 5,9–18,4 % für unipolare Erkrankungen. Das heißt bipolare Störungen werden stärker vererbt als unipolare. Bei eineiigen Zwillingen ist, wenn einer eine affektive Psychose hat, der andere mit einer Wahrscheinlichkeit von etwa 70 % bei bipolaren Erkrankungen und 40 % bei unipolaren ebenfalls erkrankt.

Genetische Verbindungen bestehen zum ADS (Aufmerksamkeitdefizit-Syndrom), zum Alkoholismus, zu Angsterkrankungen, zu schizoaffektiven Erkrankungen und zur Magersucht/Ess-Brech-Sucht.

Die Vererbung der affektiven Erkrankungen erfolgt multifaktoriell, d. h. sie ist nicht einem einzelnen Gen zugeordnet.

Zurzeit wird versucht, mit molekulargenetischen Methoden (Kopplungsuntersuchungen) die Genorte zu identifizieren, über die bipolare Störungen vererbt werden. Einige Regionen auf den Chromosomen, die hier identifiziert wurden, sind:

3p12-p14, 4p16, 6q23-q24, 10q25-q26

13q32-q33, 18p11-q11, 22q12-q13, Chromosom 18

Diese Zahlen geben an, auf welchem Chromosom an welchem Ort sich die Genveränderungen, die mit affektiven Erkrankungen in Zusammenhang gebracht werden, befinden.

Zusätzlich scheinen die Gene der D-Amino-Acid-Oxidase, das G-72-Gen und das Gen der Catechol-O-Mathyl-Transferase eine Rolle zu spielen.

3. Psychologie

Psychologische Faktoren spielen bei jeder Depression oder Manie eine Rolle in der Genese (Entstehung). Zusätzlich werden psychologische Mechanismen zur Bewältigung der Krankheit erforderlich (Coping). Es gibt verschiedene psychologische „Schulen", von denen sich die Erklärungsmodelle ableiten. Jedes dieser Modelle kann einen Teil der Depression erklären.

Eine Bedeutung als Auslöser, nicht als Ursache, haben die sogenannten lebensverändernden Ereignisse (live events), die einer Phase vorausgehen können. Insbesondere sind Entwurzelungs- und Entlastungskonstellationen als Auslöser beschrieben. Im Laufe einer Erkrankung ist es oft so, dass sich der Krankheitsverlauf verselbstständigt und dass späteren Phasen keine Ereignisse mehr vorausgehen. Es kann sich auch durchaus um positive Ereignisse handeln. Meine ersten Phasen wurden durch die Umbruchsituation des Abiturs, die bevorstehende Geburt meiner beiden Kinder (ich habe beide Geburten depressiv im Kreißsaal verbracht) und den Tod meiner Schwester ausgelöst, die letzten Phasen hatten keinen sichtbaren Auslöser mehr. Stress und zielgerichtete Anstrengungen schützen eher vor depressiven Phasen. Meine Phasen haben häufig in Entlastungssituationen, z. B. im Urlaub, angefangen.

Häufig sind Belastungssituationen und psychologische Konflikte auch ein Grund, der das Herausgeraten aus einer Phase erschwert.

In der auf S. Freud zurückgehenden psychoanalytischen Theorie hat die Depression folgende Ursachen: Hemmung oraler und aggressiver Triebe, Objektverlust (Verlust der nächsten Bezugsperson), Versagung von oralen Bedürfnissen durch die Mutter in den ersten Lebensjahren, Frustrierung von Grundbedürfnissen, Introjektion und Wendung von Aggression gegen die eigene Person.

Für mich ist diese Theorie im Gegensatz zu anderen psychologischen Theorien schwer nachzuvollziehen. Elemente daraus sind sicher richtig, die ganze Theorie scheint mir etwas diffus zu sein. Es gibt keinen Nachweis der Wirksamkeit der klassischen Psychoanalyse bei phasenhaften Depressionen (dieser Nachweis ist allerdings auch schwierig zu führen), anders ist dies für die analytisch orientierte Einzel- oder Gruppentherapie. Ein anderer Ansatz ist die kognitive Theorie, die von A. T. Beck gegründet wurde und u. a. von Seligman weiterentwickelt wurde.

Hier wird beschrieben, wie in der Depression negative Gedanken, die im Laufe des Lebens erlernt sind, die negative Stimmung verstärken. Ebenso besteht eine erlernte Hilflosigkeit für Dinge des täglichen Lebens (learned helplessnes). Es wird versucht, diese erlernten negativen Gedanken und Tätigkeitsmuster „abzutrainieren" und durch positive zu ersetzen.

Die negativ wirksamen Denkmuster sind z. B. Kurzschlussdenken, Tunnelblick, Verallgemeinerung von negativen Faktoren, der eigenen Person Schuld zuordnen.

Durch Gedankentraining wird versucht, dies abzustellen und die Stimmung positiv zu beeinflussen, m. E. eher eine Methode für leichtere Depressionen, in einer schweren Depression kann keiner mehr seine Gedanken kontrollieren oder trainieren.

Untersucht man die Persönlichkeitsstruktur von bipolaren, monopolaren sowie dysthymen Patienten zwischen den Phasen, so ergibt sich, dass die Testergebnisse bei bipolaren Patienten ziemlich unauffällig sind. Bei dysthymen Patienten finden sich folgende Persönlichkeitsmerkmale: Verlässlichkeit, Ordentlichkeit, Unflexibilität, Ängstlichkeit, Abhängigkeit von anderen Personen, den eigenen Stimmungen ausgeliefert sein. Monopolare Patienten liegen zwischen diesen beiden Polen. Ein Test, diese Eigenschaften zu erfassen, ist das Freiburger-Persönlichkeits-Inventar (FPI).

4. Bornavirus

Ähnlich wie in den 90er-Jahren das Bakterium Helicobacter pylori als Hauptursache der Magen- und Zwölffingerdarmgeschwüre entdeckt wurde, hat man versucht, eine entzündliche Ursache von depressiven Erkrankungen zu entdecken. Im Blut und Nervenwasser von depressiven

Patienten wurde das Bornavirus entdeckt, und zwar sowohl Antikörper als auch das Virus selbst. Das Virus ist nach der Stadt Borna in der Nähe von Leipzig benannt. Hier wurde es 1891 zuerst (bei Tieren) beschrieben. Es ist ein RNA-(Ribonukleinsäure-)Virus, das hauptsächlich Pferde und Schafe befällt, aber auch Rinder und Katzen befallen kann. Die Infektion findet über Nervenendigungen in der Nase (bei Tieren) statt. Das Virus wandert von hier ins Gehirn und hat eine besondere Affinität zum limbischen System, dem Sitz der Affekte (s. o.).

Wie sich der Mensch genau infiziert, ist nicht bekannt, über Fleischkonsum wohl nicht.

Bei im Labor infizierten Tieren gibt es 3 Krankheitsverläufe: akutes Krankheitsbild mit Tod des Tieres, symptomlose permanente Infektion oder rezidivierender Verlauf.

Depressive Patienten zeigen im Blut positive Borna-Antikörper von 30 % (Normalbevölkerung 2 %). Es finden sich allerdings auch bei anderen psychiatrischen Kranheiten, z. B. der Schizophrenie, erhöhte Titer, außerdem bei Aids-Patienten und bei EBV (Ebstein-Barr-Virus, Pfeiffersches Drüsenfieber) und Schistosomen-(Bilharziose-)Infektionen.

Die Antikörper gegen Bornaviren sind jedoch nicht 100 % spezifisch und können auch bei Infektionen mit anderen RNA-Viren positiv sein, da sie sich gegen das häufige Nucleoprotein p40 richten, das in mehreren Viren vorkommt.

Es gibt einzelne Fälle der Heilung von Depressionen nach Behandlung des Bornavirus, aber meines Wissens keine größeren Studien. An der MHH in Hannover wurde (Prof. D. Dietrich dietrich.detlef@mh-hannover.de) in einer kleineren Studie (n = 25) von 2000 festgestellt, dass fast 70 % der bornapositiven depressiven Patienten auf das Virostatikum (= Antibiotikum gegen Viren) Amantadin mit einer Besserung der Depression reagiert.

Das Medikament Amantadin, mit dem Infektionen durch Bornaviren erfolgreich behandelt werden können, ist eigentlich ein Mittel gegen die Parkinsonsche Erkrankung und ein Grippemittel, dessen antidepressive Effekte schon lange bekannt sind.

Insgesamt ist die virale Genese der Depression noch nicht gesichert, es eröffnet sich jedoch ein spannendes Forschungsfeld.

Diagnostik und Therapie sind im Einzelfall sowohl bei monopolaren Depressionen als auch bei bipolaren Erkrankungen indiziert.

5. Verlauf

In der Regel heilen manische und depressive Phasen komplett, d. h. ohne persistierende Symptomatik aus (in 20 % der Fälle dauern depressive Phasen länger als ein Jahr). Anders ist es bei der Dysthymie, die häufig eine länger dauernde Symptomatik hat. Die Lebenserwartung eines bipolaren Patienten ist durch Selbstmord und Begleiterkrankungen um etwa 9 Jahre reduziert. Häufig werden die Phasen mit zunehmendem Alter länger und die beschwerdefreien Intervalle kürzer (unbehandelt). Im Schnitt verliert ein bipolarer Patient 12 Jahre beschwerdefreien Lebens und 14 Jahre Berufsleben im Laufe seines Lebens.

Das durchschnittliche Berentungsalter in Deutschland bei bipolaren Patienten ist 46 Jahre bei Frauen und 46,8 Jahre bei Männern.

1991 wurden in den USA für bipolare Menschen Kosten (Arbeitsausfall und Behandlungskosten) von 45 Milliarden US-Dollar pro Jahr angenommen.

Bipolare Erkrankungen beginnen meist gegen Ende des 2. Lebensjahrzehntes, monopolare Depressionen eher gegen Ende des 3. Lebensjahrzehntes. Der früheste Beginn ist die Vorpubertät.

Nach dem 45. Lebensjahr beginnende Depressionen nennt man Spätdepressionen. Im Alter auftretende Depressionen sind oft hirnorganischer Genese, also durch Altersveränderungen im Gehirn verursacht.

Die Dauer der einzelnen manischen oder depressiven oder gemischten Phase beträgt bei 50 % der Patienten bis 3 Monate, bei 30 % bis zu einem Jahr und bei 20 % mehr als ein Jahr. Manische Phasen sind in der Regel kürzer als depressive.

Nach einer depressiven Phase folgt in 10 % der Fälle eine hypomanische

Nachschwankung (noch keine Bipolar-2-Erkrankung!). Das Intervall zwischen den Phasen kann einige Tage bis mehrere Jahre dauern. Residualveränderungen (= restliche Krankheitssymptome) gibt es nicht, es können jedoch durch den Krankheitsverlauf und den möglichen sozialen Abstieg Persönlichkeitsveränderungen im Sinne von Nivellierung und Entdifferenzierung entstehen.

Im Mittel haben depressive Patienten im Laufe ihres Lebens 3,4 Phasen, bipolare Patienten 5,0 Phasen. Es gibt aber auch Verläufe mit wesentlich mehr Phasen.

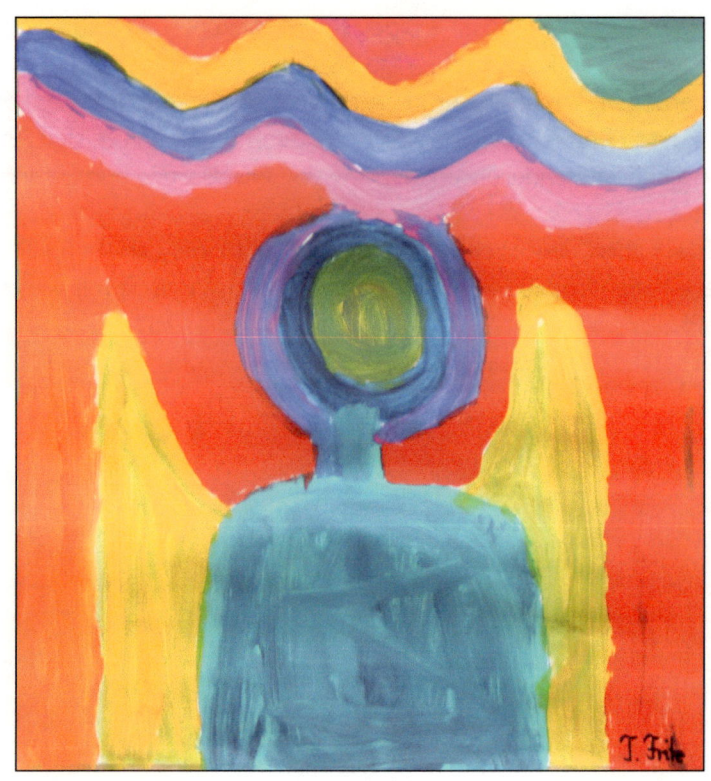

Tobias

4. Behandlung

a) Medikamente

Eine medikamentöse Therapie ist zumindest bei mittelschweren und schweren Depressionen immer erforderlich.

Durch diese Medikamente wird die Depression nicht geheilt, sondern symptomatisch behandelt und eventuell verkürzt. Man sollte von den Medikamenten nicht zu viel erwarten. In vielen Studien ist der Vorteil gegenüber Placebo (Scheinmedikament) zwar gezeigt, aber nicht sehr groß. Wie alle Medikamente haben auch diese, je nach Wirkstoff, unterschiedliche Nebenwirkungen, auf die später eingegangen wird.

Nicht jedes Medikament wirkt bei jedem Patienten, sodass zum Teil „Ausprobieren" erforderlich ist. Es wird zurzeit viel darüber geforscht, wie man vorhersagen kann, welches Medikament bei welchem Patienten wirksam ist, es gibt hier jedoch noch keine Ergebnisse, die in die praktische Therapie eingehen.

Antidepressiva machen nicht abhängig, es kann aber bei einigen Medikamenten leichte Symptome nach Absetzen geben, wie zum Beispiel Unruhe, Angst und Schlafstörungen, die aber in der Regel nach einigen Tagen verschwinden.

Antidepressiva verändern nicht die Persönlichkeit, sondern mildern nur die Symptome der Depression.

Nun möchte ich die einzelnen Gruppen der Antidepressiva kurz besprechen.

1. Trizyclische Antidepressiva
Aus dieser ältesten Substanzgruppe 1957 wurde vom Schweizer R. Kuhn das Imipramim entdeckt. Die Medikamente haben drei Benzolringe und heißen deswegen trizyclisch. Diese Medikamente wirken über verschiedene Neurotransmitter (Botenstoffe), insbesondere Serotonin und Noradrenalin.
Die wichtigsten Vertreter sind Amytriptylin (150–300 mg) (in Klammern jeweils Durchschnitts- und Maximaldosis), Doxepin (150–300 mg), Imipramin (150–300 mg), Desipramin (150–300 mg).
Im Vergleich zu anderen Antidepressiva haben diese Substanzen relativ viele Nebenwirkungen, weshalb sie heute oft erst gegeben werden, wenn andere Medikamente nicht ausreichend wirksam sind.

Folgende Nebenwirkungen sind häufig: Mundtrockenheit, erniedrigter Blutdruck, Sehstörungen, erhöhter Augeninnendruck, Blasenentleerungsstörungen, Gewichtszunahme, Allergien, Herzrhythmusstörungen, epileptische Anfälle. Einige dieser Nebenwirkungen bessern sich nach einigen Tagen.
Je nach Wirkstoff ist die beruhigende und schlaffördernde Wirkung unterschiedlich.

2. Tetrazyclische Antidepressiva
Maprotilin (150–225 mg), Mianserin (60–120 mg), ähnliche Wirkung und Nebenwirkungen wie bei trizyclischen Antidepressiva.

3. Selektive Serotonin-Wiederaufnahmehemmer (SSRI)
Erhöhen den Serotoninspiegel zwischen den Nervenzellen im Gehirn. Ob die antidepressive Wirkung hierdurch zustande kommt, ist allerdings letztlich nicht erwiesen.
Entdeckt wurde diese Substanzgruppe Anfang der Neunzigerjahre des letzten Jahrhunderts, der bekannteste Vertreter ist das Fluoxetin (20–60 mg), in den USA unter dem Namen Proszac berühmt-berüchtigt, in Deutschland unter anderem unter dem Namen Fluctin vertrieben. Wei-

tere Substanzen aus dieser Gruppe sind das Paroxetin (Tagonis/Seroxat) (20–60 mg); Citalopram (20–60 mg), Es-Citalopram und Sertalin (100–200 mg).

Die antidepressive Wirkung ist vergleichbar mit der der tricyclischen Antidepressiva, in mehreren Studien schneiden die Medikamente etwa gleich ab.

Schwere Nebenwirkungen sind allerdings deutlich seltener. Vorkommen: epileptische Anfälle, Schlaflosigkeit, Appetitlosigkeit, Blutbildveränderungen, sexuelle Funktionsstörungen.

Insgesamt wirken diese Medikamente stärker aktivierend als die der Gruppen 1 und 2. Da die aktivierende Wirkung meist vor der stimmungsaufhellenden eintritt, wird immer wieder eine erhöhte Anzahl an Suiziden (Selbstmorden) diskutiert. Bei Kindern sollten diese Medikamente nicht gegeben werden. Aufgrund der geringeren Nebenwirkungsrate können diese Medikamente auch bei älteren Menschen mit zusätzlich vorliegenden Erkrankungen, zum Beispiel Herz-Kreislauf-Erkrankungen, eingesetzt werden.

4. Noradrenerg-spezifische serotonerge Antidepressiva (NaSSA)
Mirtazapin (Remergil, 30–60 mg)

Sedierendere Wirkung als SSRI, Nebenwirkung: Gewichtszunahme und schwere Blutbildveränderungen (Verminderung von bestimmten Blutzellen)

5. Serotonin-Noradrenalin Wiederaufnahmehemmer (SNRI)
Venlafaxin (Trevilor) (150 300 mg)
Häufige Nebenwirkungen: Tachykardie und Herzrhythmusstörungen.
In einigen Studien bessere Wirksamkeit als SSRI, besondere Wirksamkeit bei atypischen Depressionen und bipolaren Erkrankungen (siehe unten).

6. Selektive Noradrenalin Wiederaufnahmehemmer (NARI)
Reboxetin (Edronax) (8–12-mg)

Neuartiger Wirkmechanismus nur über das Noradrenalin .
Relativ wenige Nebenwirkungen wie zum Beispiel Herzrhythmusstörungen und Impotenz.

7. Duale serotonerge Antidepressiva (DSA)
Nefazodon (400–600 mg)

8. Atypische Antidepressiva
Sulpirid (250–400 mg)

9. MAO = Monaminoxidase-Hemmer

a) Irreversibler Mao-Hemmer
Tranylcypromin (Jatrosom) wird eingesetzt bei atypischer Depression und wenn andere Medikamente nicht ausreichend wirksam sind. Durch Hemmung der Monaminoxidase, die die Neurotransmitter abbaut, wird die Konzentration der Neurotransmitter zwischen den Nervenzellen erhöht. Nebenwirkungen sind starke Blutdruckanstiege und Schlafstörungen. Es muss eine tyraminarme Diät eingehalten werden, das heißt es muss auf bestimmte Sorten Fleisch und Fisch, bestimmte Käsesorten und Milchprodukte sowie auf Bohnen, Trockenfrüchte, Bananen und Ananas verzichtet werden. Außerdem sind viele alkoholische Getränke, insbesondere Rotwein, gefährlich. Alle diese Nahrungsmittel können zum Teil zu lebensgefährlichen Blutdruckanstiegen führen. Das Problem dieses Medikamentes ist also bei guter Wirksamkeit die erforderliche Mitarbeit des Patienten.

b) Reversible MAO-Hemmer
Moclobemid (Aurorix) hemmt nur einen Teil der MAO, die MAO B, daher auch MAO-B-Hemmer genannt. Hier ist zumindest in mittleren Dosen keine Diät erforderlich, dafür ist allerdings auch die Wirkung deutlich schlechter.

MAO-Hemmer dürfen nicht zusammen mit SSRI gegeben werden, da es hier zu einem unter Umständen tödlichen Serotonin-Syndrom kommen kann. Nach Absetzen eines SSRI muss zwei bis drei Wochen gewartet werden, ehe ein MAO-Hemmer gegeben wird. Die Kombination mit tricyclischen Antidepressiva ist allerdings möglich und sinnvoll.

In der pharmakritischen Zeitung „arznei-telegramm" ist 2005 ein Artikel erschienen, der die Wirkung von Antidepressiva überhaupt in Frage stellt. Dieses ist meines Erachtens ein Denkfehler. Tatsächlich ist es so, dass nicht jedes Antidepressivum bei jedem wirkt, sodass, wenn man eine Studie mit vielen Patienten durchführt, der Effekt zwar über dem von Scheinmedikamenten liegt, der Unterschied aber nicht sehr groß ist. Dies liegt aber auch daran, dass in solchen Studien auch Patienten behandelt werden, bei denen das getestete Medikament nicht wirkt. Würde man nur die testen, die überhaupt auf das Medikament ansprechen, wäre der Effekt wesentlich höher. Auch die klinische Erfahrung spricht dafür, dass Antidepressiva wirken. Das „arznei-telegramm" hat schon diverse Medikamente „verrissen", die später zur Standardtherapie wurden, z. B. die Protonenpumpenhemmer (siehe unten).
Außerdem werden einige Studien zitiert, in denen bei Antidepressivatherapie (hier SSRI) das Selbstmordrisiko höher ist als bei Scheinmedikamenten. Dies ist dadurch bedingt, dass am Anfang der Behandlung der Antrieb gesteigert wird, aber nicht die Stimmung. In dieser Phase ist besondere Aufmerksamkeit erforderlich.
(Auch dieses ist eigentlich ein Hinweis auf die Wirksamkeit der Medikamente.)
Zusammenfassend: Antidepressiva wirken (am besten bei monopolaren Depressionen), aber man darf keine Wunder von ihnen erwarten.

10. Johanniskraut
Johanniskraut ist ein seit etwa 1500 Jahren für unterschiedliche Erkrankungen eingesetzter Naturstoff. Es gibt einige Studien, die zeigen, dass Johanniskraut bei leichten bis mittelschweren Depressionen ähnlich gut

wirkt wie tricyclische Antidepressiva. Hauptnebenwirkung ist die Überempfindlichkeit der Haut gegenüber der Sonne. Nachteil ist, dass es kein chemisch definierter Einzelstoff ist, sondern ein Gemisch aus vielen Einzelstoffen, deren Wirkung und Nebenwirkungen keiner genau kennt.

Bei fehlendem Ansprechen auf ein Antidepressivum kann der Blutspiegel kontrolliert werden, da die Verstoffwechselung sehr unterschiedlich ist. Die meisten Antidepressiva brauchen bis zum vollen Wirkeintritt einige Tage bis drei Wochen. Ist nach vier bis sechs Wochen kein wesentlicher Effekt zu sehen, sollte das Medikament gewechselt werden oder zusätzlich ein zweites mit einem anderen Wirkmechanismus gegeben werden. Insgesamt sollte man von der Gabe von Antidepressiva nicht allzu viel erwarten, sie können eine Depression nicht heilen, aber bei vielen Patienten die Symptome lindern. Bei mittelschweren und schweren Depressionen keine Antidepressiva zu geben, ist ein Kunstfehler, nur Antidepressiva zu geben ist allerdings auch ein Kunstfehler.

Ein Antidepressivum sollte immer 4–6 Monate nach Abklingen der Symptome weitergegeben werden. Wer früher absetzt, riskiert ein Rezidiv, manchmal ist sogar eine Dauertherapie erforderlich.

Andere in der Depressionsbehandlung gegebenen Medikamente:

1. Benzodiazepine (Tranquilizer)
Angst, Unruhe und Schlafstörungen sind typische Symptome der Depression. Gegen alle drei wirken Benzodiazepine schnell und zuverlässig. Sie wirken allerdings nicht gegen die Depression selbst. Ihr Nachteil ist das hohe Abhängigkeitspotenzial, weshalb sie Menschen mit Suchterkrankungen möglichst nicht gegeben werden sollten.

Es kann sich schon nach wenigen Wochen eine körperliche Abhängigkeit einstellen und nach Absetzen dann ein Entzugssyndrom entstehen. Erfahrungsgemäß sind diese Probleme nach Ende der Depression jedoch gut zu beherrschen, sodass ich aufgrund der hervorragenden Wirkung eher für einen Einsatz dieser Medikamente zumindest bei schwerer Depression plädieren würde.

Ich habe selbst zum Teil auch über längere Zeit Lorazepam genommen, es hat mir viel von meiner Angst genommen und ich bin immer wieder gut davon losgekommen.
Die häufigsten Vertreter aus dieser Substanzklasse sind (in Klammern der Markenname):

Lorazepam (Tavor), am stärksten wirksam
Diazepam (Valium), lang wirksam
Flunitazepam (Rohypnol)
Oxazepam (Adumbran)
Alprazolam (Tavil)

2. Neuroleptika
Neuroleptika sind Medikamente, die eine ordnende Wirkung auf Denken und Wahrnehmung haben, gleichzeitig unterdrücken sie Wahnsymptome (z. B. akustische oder optische Halluzinationen).
Einige Medikamente dieser Gruppe haben zusätzlich sedierende und schlaffördernde Wirkungen, einige haben antimanische und milde antidepressive Wirkungen.
Grundsätzlich werden hochpotente, niedrigpotente und atypische Neuroleptika unterschieden.

a) Hochpotente Neuroleptika
Bekannteste Vertreter Haloperidol (Haldol) und Perphenazin (Decentan)

Die Medikamente aus dieser Gruppe haben die stärkste antipsychotische (gegen Wahnvorstellungen gerichtete) Wirkung, dafür sind sie am wenigsten sedierend (= beruhigend).
Sie haben ein ausgeprägtes Nebenwirkungsprofil:
Mundtrockenheit, Blutdruckabfall, Frühdyskinesien (Blickkrämpfe, Verkrampfung der Schlundmuskulatur), Parkinson-Syndrom (Zittern der Hände, starre Muskulatur, kleinschrittiges Gangbild), Akathisie (quälendes

Unruhegefühl in den Beinen), Blutbildveränderungen, Leberschäden, Erhöhung des Prolactins (milchdrüsenstimulierendes Hormon).
Diese Medikamentengruppe kommt bei Depressiven eher nicht zum Einsatz, sondern eher bei der Manie und bei schizophrenen Psychosen sowie schizoaffektiven Psychosen. Neuroleptika können sogar eine depressionsverstärkende Wirkung haben.

b) Niedrigpotente Neuroleptika
Haben weniger antipsychotische Wirkung als a) und sind stattdessen stärker sedierend (beruhigend).
Im Rahmen der Depressionsbehandlung können sie zur Angstbekämpfung, zur Beruhigung und zum Schlafanstoßen verwendet werden. Sie haben deutlich weniger Nebenwirkungen als a) und haben gegenüber Benzodiazepinen den Vorteil, dass sie nicht abhängig machen.

c) Atypische Neuroleptika (Atypika)
z. B.:
Clozapin (Leponex)
Olanzapin (Zyprexa)
Risperidon (Risperdal)
Quetiapin (Seroquel)

Haben weniger extrapyramidal-motorische Nebenwirkungen (s. o.).

Clozapin und Olanzapin machen eine teils erhebliche Gewichtszunahme. Die Risikofaktoren für Herz-Kreislauf-Erkrankungen können negativ beeinflusst werden.

Auch die Medikamente aus dieser Gruppe sind gut antimanisch wirksam.
Für Olanzapin, Quetiapin und Risperidon sind auch antidepressive Wirkungen beschrieben und außerdem Wirkungen im Sinne einer Prophylaxe (Vorbeugung) vor Depressionen und Manien.

Für die Depressionsbehandlung ist insbesondere die gedankenordnende, das Grübeln unterdrückende Wirkung entscheidend, außerdem sind die Wirkungen auf den Schlaf positiv, weil das wach haltende Grübeln unterdrückt wird. In meiner letzten Phase habe ich 6 Monate keine Nacht durchgeschlafen, zum Teil trotz Schlafmitteln (meist frühmorgendliches Erwachen). Nach der Einahme von 2,5 mg Olanzapin abends habe ich sofort die ersten Nächte wieder durchgeschlafen. Das war ein großer Segen für mich!

3. Omega-3-Fettsäuren = mehrfach ungesättigte Fettsäuren

Omega-Fettsäuren sind insbesondere in Fisch enthalten sowie in Pflanzenölen, hier besonders Leinöl (enthält 50 % Omega-Fettsäuren).

Schon länger bekannt ist die positive Wirkung auf Patienten nach einem Herzinfarkt (GISSI-3-Studie). Hier wird das Risiko eines erneuten Infarktes deutlich gesenkt, und das ohne wesentliche Nebenwirkungen.

Es gibt einige kleine, aber gut gemachte Studien zur Wirkung von O3-FS auf Depressionen, die eine signifikante (statistisch nachgewiesene) Wirkung zeigen und eine doppelblinde (d. h. weder der Arzt noch der Patient wissen, ob der Patient das Medikament oder ein Scheinmedikament erhält) Studie bei bipolaren Störungen, die ebenfalls eine Wirkung der O3-FS zeigt.

Es können also jedem Depressiven 2 Fischmahlzeiten pro Woche empfohlen werden, der Salat sollte mit Leinöl angerührt werden! Alternativ gibt es Lachsölkapseln frei zu kaufen (ohne Fischgeschmack).

Die Studien sind mit Dosen von 6–10 gr Omega-3-Fettsäuren pro Tag gelaufen.

Ich hatte während meiner letzten Phase einen durchgehenden Heißhunger auf Fisch, möglicherweise weiß der Körper ja auf diese Art selbst, was er braucht.

4. Viagra (Sildenafil)

Impotenz bei depressiven Männern ist häufig, erstens ist unter der Depression das sexuelle Bedürfnis, es sind aber auch die sexuellen Fähigkeiten reduziert, zweitens machen viele der neueren Antidepressiva sexuelle Probleme, sowohl Impotenz als auch Orgasmusunfähigkeit.

Der depressive Mensch sieht das sexuelle Versagen schuldhaft, es entwickelt sich eine Teufelsspirale in die Depression hinein. Diesen Teufelskreis können Medikamente wie Viagra durchbrechen.

Viagra (Sildenafil) verbessert die Erektions- und Orgasmusfähigkeit, vergrößert aber nicht das sexuelle Verlangen (Libido).

Ich hatte einmal als Nebenwirkung von dem Medikament Reboxetin (und aus depressiver Erschöpfung heraus) eine Impotenz, was meine Depression deutlich verstärkt hat. Weder mein Arzt noch ich sind auf die Idee gekommen, Viagra einzusetzen. Ich habe mich Wochen mit dieser Problematik herumgequält, bis ich selbst auf die Idee gekommen bin, mir eine Schachtel zu kaufen.

Ich habe nie eine genommen, weil sich meine Krankheit besserte, aber ich war manchmal froh, sie im Pillenschrank zu wissen.

Nebenwirkungen: Viagra darf nicht eingenommen werden von Patienten mit einer höhergradigen Verengung der Herzkranzgefäße, ebensowenig von Patienten, die nitrathaltige Medikamente einnehmen. Außerdem können Kopfschmerzen und Priapismus (Dauererektion) entstehen.

5. Virostatika

Es gibt eine insbesondere von den Arbeitsgruppen von PD D. Dietrich in Hannover und Bode und Ludwig in Berlin in das Gespräch gebrachte Außenseitertheorie, nach der das Bornavirus ein Mitverursacher von Depressionen und bipolaren Krankheiten sein könnte (siehe Kapitel Ursachen). Dieses Virus wurde 1895 in Borna entdeckt und macht bei Pferden eine Krankheit, die mit Apathie und Unruhezuständen einhergeht.

Auch Schafe, Kühe und Katzen können infiziert werden. Inzwischen ist das Erbgut des Virus vollständig aufgeschlüsselt. Im Blut von depressiven Patienten sind Antikörper gegen Bornaviren deutlich häufiger nachzuweisen als bei der Normalbevölkerung (30 %). Untersucht man allerdings das Virus bzw. seine Anteile im Blut, haben 90 % der Depressiven einen positiven Befund (dieser Test ist bisher nur in Berlin möglich). Viele Fragen bleiben offen: Ist das Virus die Ursache der Erkrankung oder nur ein Begleitphänomen? Wann ist eine Testung bzw. eine Therapie sinnvoll?

Eine Behandlung ist mit dem Parkinson-Medikament Amantadin möglich, das früher bei Grippe eingesetzt wurde und die Viren hemmt. In Hannover ist eine kleinere Studie mit 30 bornapositiven depressiven Patienten gelaufen, die eine deutliche Besserung unter Amantadin brachte. Klar ist aber nicht, ob das Medikament über die Viren wirkt oder direkt antidepressiv wirksam ist. In Hannover wird das Medikament als Standardtherapie bei uni- und bipolaren Depressionen eingesetzt. Bei Pferden hilft Amantadin jedoch gegen das o. g. Syndrom.

Bei bornapositiven Patienten, vielleicht sogar bei allen depressiven Patienten, sollte man meiner Ansicht nach einen Therapieversuch mit Amantadin machen. Amantadin wirkt u. a. als Glutamat-Antagonist. Die Dosis beträgt 100–200 mg/Tag.

6. Protonenpumpenhemmer

Der Stress in der Depression, die Medikamente, evtl. das Rauchen und evtl. der Alkohol können Gastritis (Magenschleimhautentzündung), Magengeschwüre und Sodbrennen (Ösophagitis) hervorrufen. SSRI (Serotonin-Wiederaufnahmehemmer) können in seltenen Fällen als Nebenwirkung Magengeschwüre, zum Teil mit Blutungen machen, ich habe bereits mehrere dieser Fälle gesehen.

Gegen alle diese Veränderungen sind die Protonenpumpenhemmer am besten wirksam ((zum Beispiel Omeprazol (Antra), Pantoprazol (Pantozol) und Esomeprazol (Nexium)).

Diese Medikamente können probatorisch etwa 2 Wochen gegeben werden, wenn sie dann nicht helfen, sollte eine Magenspiegelung (Gastroskopie) durchgeführt werden, um die Ursache der Beschwerden aufzudecken. Wenn man wegen der Depression ohnehin viele Beschwerden hat, sollte man sich nicht noch mit zusätzlichen Beschwerden herumplagen und eher zügig diese Medikamente nehmen. Am wenigsten Wechselwirkungen mit anderen Substanzen hat das Pantoprazol, das also bevorzugt werden sollte, wenn mehrere andere Medikamente eingenommen werden.

7. Andere

Bei Therapieversagen kann ein Versuch mit Schilddrüsenhormonen gemacht werden. Die Dosis ist 0,015–0,4 mg T4 pro Tag, der Wirkmechanismus ist unklar.

Weitere Substanzen, für die eine therapeutische oder prophylaktische Wirkung diskutiert wird, sind TRH, Neuropeptid Y und Cholezstokinin.

Weitere nichtmedikamentöse Therapieverfahren sind die Stimulation des Vagusnerves sowie die transkranielle (= durch den Schädel) Magnetstimulation. Für beide Verfahren gibt es Hinweise auf eine antidepressive Wirkung, aber keinen Wirkungsnachweis in größeren Studien.

8. Therapieversagen

Bei Therapieversagen empfiehlt sich ein abgestuftes Vorgehen. Zunächst sollte zusätzlich zur medikamentösen Therapie ein Schlafentzug durchgeführt werden. Die nicht wirksame Medikation sollte abgesetzt werden (nach 4–6 Wochen ohne Wirkung).

Dann sollte für 3–4 Wochen ein SSRI oder tricyclisches Antidepressivum gegeben werden. Bei keiner ausreichenden Wirkung sollte eine Hochdosistherapie durchgeführt werden (z. B. Venlafaxin 375 mg/Paroxetin 80 mg, tricycl. AD 300 mg). Bei immer noch nicht ausreichender Wirkung sollte zusätzlich Lithium gegeben werden (Lithiumaugmentation). Wenn dies nicht wirkt, sollte die Diagnose noch einmal überprüft werden, dann sollten alle Medikamente für 2 Wochen abgesetzt werden (am besten im Krankenhaus).

Danach sollte ein MAO-Hemmer, z. B.Tranylcypromin, gegeben werden, erst niedrig, dann höher dosiert.

Wenn dieser auch nicht ausreichend wirksam ist, gibt es drei Möglichkeiten:

1. Kombination von 2 oder 3 Antidepressiva,
2. Thyroxinhochdosistherapie (s. o.) oder
3. Elektrokrampftherapie (s. u.)

Bei bipolarer Erkrankung sollten zusätzlich Atypica und Phasenprophylactika gegeben werden. Beide Medikamente haben auch eine leichte antidepressive und eine ausgeprägte antimanische Wirkung.

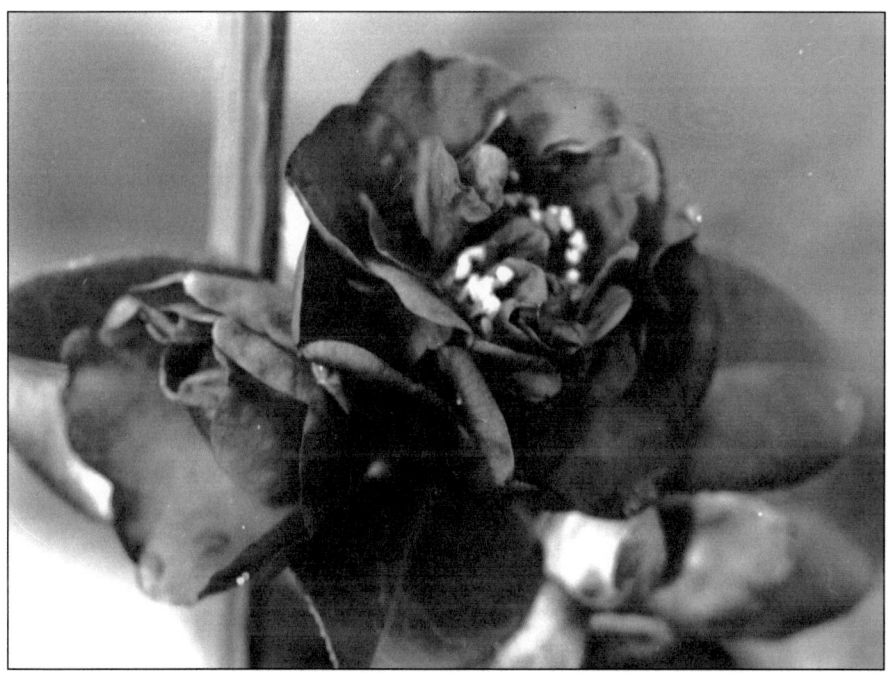

F. Gottesleben

b) Psychotherapie

Beim Fliegen aber fällt die Maus, oh weh, aus ihrem Pulk heraus. Man ruft
und fragt: Was ist zu tun?
Fällt sie ins Bodenlose nun?
Da sagt das wilde Hänschen: Dies Mäuschen, lieb und rund, fällt stets hinab
von irgendwas, warum nicht auch vom Hund?
Beruhigt euch und wartet, bis dass es fertig fällt. Denn niemand fällt ins
Nirgendwo und nichts fällt aus der Welt.
James Krüss, Das wilde Hänschen und sein Hund

Jeder Mensch mit einer Depression, egal welchen Schweregrades, braucht begleitende Gespräche und Psychotherapie oder Psychoedukation (Erlernen von Möglichkeiten zur Vorbeugung und zum besseren Durchstehen von Depressionen).

Bei unipolaren Depressionen ist die helfende und vorbeugende Wirkung von Psychotherapie durch Studien gut belegt, bei bipolaren Störungen ist die Wirkung von Psychoedukation und Verhaltenstherapie gut belegt.

Folgende Grundsätze sollten in Gesprächen mit Depressionskranken unabhängig von der Psychotherapieform eingehalten werden:

Strukturiertes und problemorientiertes Vorgehen.
Ausführliche Aufklärung über das Krankheitsbild.
Stufenweises, den Patienten nicht überforderndes Vorgehen.
Klare Zielsetzung.
Orientierung auf Alltagsprobleme.
Erarbeitung neuer Handlungsmöglichkeiten.
Herstellung einer guten und tragfähigen Beziehung zwischen Therapeut und Patient.
Miteinbeziehung des sozialen Umfeldes.
Dem Patienten darstellen,
dass er kein Einzelfall ist,
dass die Genese der Erkrankung bekannt ist,

dass es erfolgreiche Behandlungsmethoden gibt,
dass Verschlechterungen in der Therapie aufgefangen werden,
dass die Erkrankung zwar unangenehm, aber nicht gefährlich ist.
Anknüpfen an früher durchstandene Depressionen und damals zum Erfolg
führende Therapien.

Hautzinger propagiert die „sokratische Gesprächsführung" mit dem depressiv Erkrankten.
Folgende Punkte werden von ihm hervorgehoben:

Der Therapeut benutzt offene Fragen.
Er benutzt kurze, prägnante Fragen.
Fragen wechseln mit Beispielen, reflektierenden Bemerkungen und zusammenfassenden Sätzen ab.
Es werden Fragen gestellt, um positive oder negative Konsequenzen einer geplanten Handlung aufzuzeigen.
Es wird das gerade aktuelle Thema bearbeitet.
Kein „Kreuzverhör".
Der Therapeut fragt gezielt nach der Stimmung in bestimmten Situationen.
Der Therapeut versucht Schwierigkeiten plastisch darzustellen.
Der Therapeut fragt nach der Bedeutung von Ereignissen für den Patienten.
Keine Suggestivfragen, keine „Ja-und-nein"-Fragen.
Der Therapeut benennt Schlüsselprobleme.
Der Therapeut stellt „Hausaufgaben".
Der Therapeut versucht mit dem Patienten den Alltag zu strukturieren.

Dieses Vorgehen enthält verhaltenstherapeutische Elemente.

Ein wichtiger Aspekt ist der Umgang mit Selbstmordneigungen, fast jeder Patient mit schwerer Depression ist latent selbstmordgefährdet.
Nach Suizidalität muss aktiv gefragt werden, Selbstmordgedanken und Selbstmordversuche sind ernst zu nehmen.

Keine Psychotherapie, insbesondere keine Gruppen- und Paartherapie, ist bei schweren Symptomen vorzunehmen, wenn eine Therapie den Patienten überfordern würde. Die Wahl der Psychotherapiemethode hängt weniger von der Art der Symptome, als von den Preferenzen des Patienten und des Therapeuten ab.

Evidenzbasierte Medizin heißt Medizin, die auf möglichst gut gemachten Studien basiert, der Erfolg einer Behandlungsmethode (z. B. eines Medikamentes oder psychotherapeutischen Verfahrens) soll durch Studien bewiesen werden.

Die Evidenzgrade in der evidenzbasierten Medizin werden z. B. wie folgt definiert:

Evidenzgrad Ia: Metaanalysen (Zusammenfassung mehrerer Studien) randomisierter (den Probanden wird zufällig eine Therapie oder Scheintherapie zugeordnet) kontrollierter (von außen kontrolliert) Studien
   Ib: eine randomisierte kontrollierte Studie
   2a: eine kontrollierte Studie
   2b: gut angelegte experimentelle Studie
   3: deskriptive (beschreibende) Studie zum Beispiel Fall-Kontroll- (jedem behandelten Patienten wird ein vergleichbarer Kontrollfall zugeordnet) Studie
   4: Expertenmeinung, Konsensuskonferenz (Meinung verschiedener Experten zusammen)

Ia bedeutet also ein sehr gut, 4 ein sehr schlecht abgesichertes Therapieverfahren.

Psychotherapeutische Verfahren, die zur Behandlung von Depressionspatienten eingesetzt werden, sind:

1. Kognitive Verhaltenstherapie VT
2. Psychodynamische Psychotherapie PP
3. Psychoanalytische Psychotherapie AP
4. Interpersonelle Psychotherapie IPT
5. Gesprächspsychotherapie nach Rogers RO
6. Psychoedukation PE

1. Verhaltenstherapie

Die kognitive Therapie geht davon aus, dass durch bestimmte negative Gedankenketten und Einstellungen die negative Stimmung verstärkt wird. Die Patienten sollen sich dieser Einstellungen und Gedanken bewusst werden und sie durch sinnvollere ersetzen. Es soll Aktivität gefördert werden und soziale Kompetenz verstärkt werden. Es wird gelernt, Risikosituationen zu erkennen und positive Gedanken zu verstärken. In letzter Zeit gibt es aus Amerika stammende Therapieverfahren, die die Verhaltenstherapie mit Yoga und Meditation verbinden.

Die Wirksamkeit der VT ist in mehreren Metaanalysen (Zusammenfassung von mehreren Studien) von randomisierten kontrollierten Studien nachgewiesen worden (Evidenzgrad Ia). Dies gilt auch für ältere Patienten und für Patienten mit bipolaren Störungen.

Aus eigener Erfahrung halte ich es für problematisch, in einer schweren Depression die negativen Gedanken aus eigener Willenskraft zu „verscheuchen". In diesem Fall glaube ich eher, dass die Depression die dunklen Gedanken produziert und rotieren lässt, anstatt dass die negativen Gedanken die Depression produzieren.

Bei beginnenden leichteren und mittelgradigen Störungen ist dies jedoch sicher möglich.

2. Psychodynamische Psychotherapie

Die psychodynamische Psychotherapie geht ähnlich wie die analytische Psychotherapie davon aus, dass depressive Symptome auf dem Boden unbewusster seelischer Konflikte entstehen. Diese Konflikte stammen zum Teil aus Problemen in den ersten Lebensjahren und führen zu konflikthaften Beziehungsmustern und Verlust- oder Versagensängsten. Im Laufe der Therapie sollen diese Konflikte wieder bewusst gemacht werden und dann bearbeitet werden. Der Patient soll in die Lage versetzt werden, zentrale Konflikte besser zu meistern.

Auch Abwehrmechanismen wie aggressive Hemmung, Selbstbeschuldigung und altruistische Verarbeitung sollen bearbeitet werden. Zum Einsatz kommen unterstützende Interventionen, aber auch analytische Interventionen wie Deutung, Konfrontation und Klärung. Im Unterschied zur VT wird mehr Wert gelegt auf das Affekterleben und die Analyse der Eltern-Kind-Beziehung.

Es gibt allerdings keinen wissenschaftlichen Beleg dafür, dass das Aufdecken verdrängter Konflikte therapeutisch wirksam ist.

Es gibt mehrere kleine Studien, die die Wirksamkeit der psychodynamischen Psychotherapie bei Depressionen nachweisen (Evidenzgrad Ia). Eine Vergleichsstudie zeigt, dass VT und PP bei der Behandlung der Depression gleichwertig sind.

3. Psychoanalytische Therapie

Die psychoanalytische Therapie arbeitet nach ähnlichen Prinzipien wie die psychodynamische PT. Sie erstreckt sich aber über 2–4 Wochenstunden und dauert zum Teil Jahre. Die Behandlung wird klassisch nach S. Freud im Liegen durchgeführt. Randomisierte kontrollierte Studien zum Wirkungsnachweis liegen nicht vor (und sind wohl auch schwer durchzuführen). Die vorliegenden kleineren Studien zeigen einen Evidenzgrad von 2b bis 3.

Eine psychoanalytische PT wird vor allem empfohlen, wenn angenommen werden kann, dass lang andauernde Persönlichkeitsprobleme und frühkindliche Traumata zur Genese der Depression beitragen, sowie bei länger andauernden Dysthymien (leicht-mittelgradig ausgeprägten chronischen Depressionen).

4. Gesprächstherapie nach Rogers

Das Störungskonzept nach Rogers stellt das Inkongruenzerleben als Ausdruck einer Selbstentwicklungsstörung in den Mittelpunkt. Als Ursache verschiedener Störungen werden das Fehlen des Angenommen- und Wahrgenommenseins in der lebensgeschichtlichen Entwicklung angesehen. Im Bereich der Depression ist das unzureichende Selbstwertgefühl in verschiedenartigen Belastungen behandlungsbedürftig. Nicht in das selbst integrierte Erfahrungen können in der Therapie verarbeitet werden. Die Therapie beschreitet ein prozessgeleitetes, phasenorientiertes Vorgehen.

Es existieren Studien vom Evidenzgrad Ib, die die Wirksamkeit dieser Therapieform nachweisen.

5. IPT Interpersonelle Psychotherapie nach Klermann und Weismann
Die IPT benutzt sowohl Anteile aus der psychodynamischen Psychotherapie als auch aus der Verhaltenstherapie. Grundlage ist eine Fokussierung auf das zwischenmenschliche Umfeld des Patienten und wie es zur Krankheitsentstehung beiträgt. Die soziale Isolation soll aufgehoben, die Kommunikationsfähigkeit des Patienten verbessert werden. Es werden Themen wie unbewältigte Trauer und Rollenkonflikte behandelt.
Die Therapie findet im Hier und Jetzt statt und dauert 12–20 Sitzungen.
Die IPT konnte ihre Wirksamkeit in mehreren Studien nachweisen (Evidenzgrad Ia).

Eine dieser Therapiearten als Gruppentherapie durchzuführen ist oft sinnvoll, die Wirksamkeit ist genauso gut wie bei der Einzeltherapie. Bei offensichtlichen Beziehungsproblemen kann eine Paartherapie sinnvoll sein. Im stationären Bereich lässt sich die Psychotherapie mit anderen Therapieformen, z. B. Musiktherapie, Kunsttherapie, Entspannungsverfahren, Ergotherapie und Bewegungstherapie, verbinden und kann dadurch besonders effektiv werden.

Was sind die typischen Behandlungsfehler, die häufig gemacht werden?

Der häufigste Fehler ist es, die Depression nicht als solche zu erkennen.
Es wird häufig zu schnell auf ein Bessern der Symptome gedrängt und der

Patient damit unnötig unter Druck gesetzt. Es werden positive Sichtweisen suggeriert, ohne Berücksichtigung der Möglichkeiten des Patienten. Es wird nach auslösenden Ereignissen und Persönlichkeitsproblemen beim Patienten gesucht, ohne seine momentanen Möglichkeiten zu beachten.

6. Psychoedukation

Die Psychoedukation spielt besonders bei bipolaren Erkrankungen eine Rolle, hier ist ihr prophylaktischer Effekt belegt.

Der Patient soll dazu angeleitet werden, mehr über seine Krankheit zu wissen, Möglichkeiten finden, besser mit belastenden Situationen umzugehen und seinen Lebensstil so einzurichten, dass ein Wiederauftreten der Erkrankung geringer wahrscheinlich wird und rechtzeitig für eine Behandlung erkannt wird.

Es wird ein Informationsprogramm durchgeführt, bei dem den Patienten auch Materialien mitgegeben werden.

Folgende wesentliche Punkte werden behandelt:

Information über die Erkrankung und

Erfassung von Frühwarnsymptomen,

biologische Rhythmen und Tagesstruktur,

Beeinflussung und Planung von Aktivitäten,

Umgang mit Stress,

Analyse dysfunktionaler Kognitionen (Gedanken),

interpersonelle Probleme,

Erarbeitung eines Krisenplanes.

Die Patienten werden sozusagen in ihrer und über ihre Erkrankung geschult, um besser damit leben zu können. Die Verringerung von Rückfällen durch diese Methode ist durch mehrere Studien gut belegt.

Zusammenfassend ist zu sagen, dass es mehrere Verfahren gibt, die ihre Wirksamkeit bei depressiven Erkrankungen bewiesen haben. Die Entscheidung, welche Therapie für welchen Patienten, wird sich zum Teil nach der Art der Erkrankung des Patienten und seiner Persönlichkeit entscheiden, aber auch nach den Vorlieben des Patienten und des Arztes. Nicht zu vergessen ist die Tatsache, dass nicht nur die Art der Therapie, sondern auch der Therapeut selbst und seine Beziehung zum Patienten über den Therapieerfolg mit entscheiden.

Es sollte jedenfalls kein Patient mit einem ernsteren depressiven Leiden ohne psychotherapeutische Hilfe bleiben.

c) Yoga und Meditation

Where the world is lonely as it often is
Where the lust of lovers die
Into the dark, into the dark, into the dark I go
Midnight choir, waiting for the bricks to fall

Zunächst ein „Gleichnis" zu diesem Thema. Man kann sich einen Depressiven vorstellen, der an einem Stahlseil, das über eine tiefe Schlucht gespannt ist, mit beiden Händen hängt. Er braucht seine letzte Kraft, um nicht hinunterzufallen. Nun kommt ein Psychiater, der sagt: Sie müssen sich nur mehr entspannen, Sie dürfen sich nicht zu sehr unter Druck setzen! Der Mensch gerät in Gefahr, in die Tiefe zu fallen.

Entspannung und Depression, das ist ein zweischneidiges Thema. Entspannung ist nötig, zu viel davon kann aber auch gefährlich werden.

Alles, was in diesem Kapitel besprochen wird, sind persönliche Erfahrungen, die Wirkung von Yoga und Meditation auf die Depression ist nicht durch Studien gesichert, abgesehen von einer kleinen Studie über Iyengar-Yoga, die dessen Wirksamkeit bei Depressionen belegt. Insgesamt besteht hier also noch Forschungsbedarf.

In vielen Büchern steht, dass Meditations- und Entspannungsverfahren bei schweren Depressionen kontraindiziert (= nicht durchgeführt werden sollten) sind, da sie „Abwehrspannung" gegen die Depression verringern und depressiven Symptomen zum Durchbruch verhelfen können (siehe oben). Ich kann dieser Meinung nur zum Teil folgen.

Yoga ist eines der ältesten Meditionsverfahren in der Geschichte der Menschheit, die Anfänge des Yoga sind 5000–3500 Jahre alt. Es werden verschiedene Schulen unterschieden, zum Beispiel Hatha-Yoga, Kundalini-Yoga, Iyengar-Yoga, Ashtanga-Yoga, Vini-Yoga und Power-Yoga. Das Ziel aller dieser Yoga-Formen ist der Gewinn von Gesundheit und innerer Ausgeglichenheit, Trainieren des langen Atems, Erhalt der Beweglichkeit, Gewinnen von innerer Ruhe, „Erdung", geistige Klärung, Kontrolle und Abschalten der eigenen Gedanken u. a.

Modernere Entspannungsverfahren sind das autogene Training und die progressive Muskelrelaxation nach Jacobson. Diese Verfahren zielen darauf hin, eine Entspannung der Muskeln und eine Beruhigung der Seele zu erreichen.

Ich habe in meiner letzten depressiven Phase eine selbst entwickelte Mischung aus Muskelrelaxation nach Jacobsen, autogenem Training und Vini-Yoga angewandt mit Elementen aus allen drei Verfahren.
Insbesondere an stark depressiven Tagen hat dies mir geholfen, meine Gedanken etwas zu kontrollieren und den Körper wenigstens einmal zur Ruhe zu bringen. Ich habe diese Übungen allerdings meist nachmittags oder abends durchgeführt, wenn die Depression schon etwas nachgelassen hatte. Es entstand das positive Gefühl, wenigstens einmal am Tag etwas für mich zu tun, außerdem ergab sich ein positiver Effekt auf den Schlaf.
Im Laufe der Zeit gelingt es durch Übung, auch in der Depression immer besser seine Gedanken zu kontrollieren und den Körper zu entspannen.
Ich kann jedem nur raten, in der Depression eines dieser meditativen Verfahren anzuwenden.

d) Schlafentzug

Nicht siegen, überstehen ist alles.

R. M. Rilke

Depressive Syndrome unterschiedlicher Genese, insbesondere die mit starken Tagesschwankungen, sprechen auf Entzug des Nachtschlafes an. Schon der Psychiater E. A. Heinroth hat 1818 in seinem Lehrbuch auf die Bedeutung des geringen Schlafes bei Depressiven hingewiesen. Etwa 30–50 % der Patienten erfahren hierdurch eine Besserung der Symptomatik. Man unterscheidet den totalen Schlafentzug, in dem eine ganze Nacht wach geblieben wird, vom partiellen Schlafentzug, bei dem die zweite Nachthälfte etwa ab ein Uhr gewacht wird.

Am Tag nach der durchwachten Nacht darf nicht geschlafen werden, auch kein kleines Nickerchen, da dies den Effekt aufhebt. Am besten wird diese Behandlung unter stationären Bedingungen durchgeführt, es gibt jedoch einige Patienten, die dies auch allein zu Hause durchgeführt haben.

Ich habe etwa 10 Nächte Schlafentzug zu Hause durchgeführt ohne wesentlichen antidepressiven Effekt, ich war einfach nur müde am nächsten Tag.

Sehr spannend ist es, alles über diese Therapieform in dem Buch des Chirurgen Peter Müller „Schlafentzug" (s. u.) nachzulesen, der seine Depression fast nur mit Schlafentzug behandelt hat und zum Teil über 100 Nächte pro Jahr mit gutem Erfolg gewacht hat. Vor wichtigen Terminen hat er Schlafentzüge durchgeführt, um diese wahrnehmen zu können. Er beschreibt genau die Tricks und Fallen beim Schlafentzug.

Ernsthafte Nebenwirkungen werden praktisch nicht beschrieben (abgesehen von einem geringen „Switch"-Risiko in die Manie), sodass diese Therapie auf jeden Fall einen Versuch wert ist, wenn sie auch zu Hause meines Erachtens nicht ganz leicht durchzuführen ist.

Als antriebsgestörter Depressiver ist es schwer, sich zu dieser Therapieform aufzuraffen und sie allein durchzuhalten. Um eine Nacht wach zu bleiben, habe ich 2–3 Versuche gemacht, bei denen ich nicht aufgestanden bzw. wieder eingeschlafen bin, was natürlich auch einen Frust verursacht, der gegen den Therapieerfolg abzuwägen ist.

Der antidepressive Effekt ist meist vorübergehend und verschwindet nach 2–3 Tagen, sodass der Schlafentzug wiederholt werden muss.

Der Schlafentzug wirkt wahrscheinlich über eine Verkürzung des REM-Schlafes (Zeit im Schlaf mit schnellen Augenbewegungen, Zeit der Träume). Folgende Patienten sollten keinen Schlafentzug durchführen: Patienten mit einer wahnhaften Depression, Patienten mit Krampfleiden und Patienten, die schon einmal einen schnellen Umschlag von einer Depression in die Manie erlebt haben, und akut suizidale Patienten. Es gibt auch Berichte darüber, dass eine Verschiebung des Schlafens schrittweise nach vorn (Phase-advance-Therapie) einen ähnlichen antidepressiven Effekt haben könnte wie der Schlafentzug.

Für die Tatsache, dass der Schlaf einen Einfluss auf die depressive Symptomatik hat, spricht die Beobachtung von mir, dass ein kurzer Mittagsschlaf oder nur eine kurze Mittagsruhe bei mir eine Art zweites Morgentief erzeugen kann. Hieraus ergibt sich das Problem, dass bei der in der Depression großen Rückzugstendenz die Versuchung, einen Mittagsschlaf zu machen, groß ist, auch der ohnehin ewig lange Tag scheint hierduch kürzer zu werden. Wenn ich nach einem Mittagsschlaf normal aufwache, ist das für mich ein ziemlich sicheres Zeichen des nahen Endes einer Episode.

e) Lichttherapie

Der amerikanische (manisch-depressive) Songwriter Townes van Zandt auf die Frage, warum alle seine Lieder so traurig seien: „Sie sind doch gar nicht alle traurig, einige sind hoffnungslos!"

Schon griechische und römische Ärzte haben ihre Patienten mit Depressionen dem Sonnenlicht ausgesetzt.

Heutzutage werden Geräte benutzt, die flächig eine Lichtintensität von mindestens 2500 lux abstrahlen. Der Patient sitzt in etwa einem Meter vor dem Gerät und lässt sich 1–3 Stunden täglich beleuchten, kann dabei andere Beschäftigungen durchführen. Die Therapie sollte für einige Monate durchgeführt werden, Nebenwirkungen sind selten, gelegentlich gibt es Kopfschmerzen oder Augenbrennen.

Die Behandlung in den frühen Morgenstunden soll am wirksamsten sein. Besonders wirksam ist diese Therapie bei Patienten mit SAD (seasonal affective disorders, jahreszeitlich auftretende Depressionen).

Diese Patienten haben häufig im Vergleich mit anderen Depressiven ein erhöhtes Schlafbedürfnis und ein verstärktes Hungergefühl.

Die Datenlage bei anderen saisonunabhängigen Depressionen ist eher dünn, hier kann nicht von einem sicheren Effekt ausgegangen werden.

Auch die Lichttherapie kann wie der Schlafentzug manische Symptome auslösen.

Ich habe in meiner letzten depressiven Phase über 3 Monate für eine Stunde mit einem professionellen Gerät Lichttherapie durchgeführt, ohne einen wesentlichen Erfolg zu verspüren.

f) Elektrokrampftherapie

Meine Seele, Lilie im Dunkel, sagte ich.
Juan Ramon Jimenez, Platero

Die Elektrokrampftherapie wurde 1938 von den italienischen Psychiatern Cerletti und Bini eingeführt zur Behandlung der Schizophrenie.

Schon kurz danach wurde ihre Wirksamkeit bei affektiven Erkrankungen erkannt. Die EKT ist die wirksamste biologische Therapie sowohl von unipolaren als auch von bipolaren affektiven Erkrankungen. Ihr Ruf ist allerdings in der Öffentlichkeit zum Teil auch wegen des früheren Missbrauches („Einer flog über das Kuckucksnest") sehr schlecht.

Es wird in Kurznarkose durch elektrische Stimulation ein kurzer definierter Krampfanfall ausgelöst. Dies führt zu einer Veränderung des Hirnstoffwechsels und der Hirndurchblutung und zur Veränderung verschiedener

Neurotransmitter. Es kann einseitig oder doppelseitig stimuliert werden, die Behandlung wird 2- bis 3-mal pro Woche insgesamt bis 12-mal durchgeführt. Das Risiko von schweren Komplikationen ist etwa 1: 50 000. Häufig treten nach der Behandlung Gedächtnisstörungen auf, die sich meistens zurückbilden, in seltenen Fällen können jedoch punktuelle Gedächtnisstörungen zurückbleiben.

Diese Therapieform wird insbesondere bei schweren vital bedrohlichen Depressionen angewandt, die auf andere Therapiemethoden nicht ausreichend ansprechen. 50–70 % der trotz Medikamenten nicht auf die Behandlung ansprechenden Patienten sprechen auf die EKT an, also mehr als auf Antidepressiva, dies gilt sowohl für unipolare als auch für bipolare Erkrankungen.

Ein ähnliches Verfahren ist die transkranielle Magnetstimulation, bei der das Gehirn, ohne Narkose, magnetisch stimuliert wird. Die Studienlage, ob dies etwas bringt, ist allerdings noch uneinheitlich.

Insgesamt wird die EKT aufgrund von Vorurteilen in Deutschland sicher zu wenig angewandt, die Wirksamkeit ist höher als bei allen anderen biologischen Therapiemethoden.

5. Die Prophylaxe

Die Angst vor dem Rückfall wird einen Menschen, der einmal länger depressiv gewesen ist, für immer verfolgen. Jede normale Stimmungsschwankung wird mit Angst verfolgt. Wie oft habe ich schon gedacht, dass es wieder losgeht, und es ist nicht losgegangen.

Man muss versuchen, sich von dieser Angst nicht beherrschen zu lassen, sich das Leben damit nicht zu vermiesen, die gesunden Phasen so intensiv wie möglich zu leben.

Kein Verfahren kann Rückfälle zu 100 % verhindern, jeder Depressive hat ein hohes Rückfallrisiko, dieses kann aber deutlich vermindert werden durch die nachstehenden Maßnahmen.

Folgende Medikamente und psychotherapeutische Verfahren sind in der Vorbeugung von manischen und depressiven Phasen etabliert:

A. Medikamente

1. Lithium

Lithium ist ein metallisches Element, das 1818 von dem schwedischen Chemiker A. Arfwedson entdeckt wurde. 1850 wurde es allerdings ohne wesentlichen Erfolg für die Behandlung der Gicht verwendet. 1949 führte der australische Psychiater J. Cade das Lithium in die Behandlung von affektiven Störungen ein. Die Behandlung der manisch-depressiven Erkrankung durch Lithium wurde durch den Dänen M. Schou etabliert.

Lithium ist wirkungsvoll bei der Behandlung der akuten Manie, als Unterstützung (Augmentationsbehandlung) bei depressiven Phasen sowie vorbeugend gegen manische und (etwas weniger) gegen depressive Phasen.

Lithium wirkt wahrscheinlich über eine Beeinflussung von Ionenkanälen in den Hirnzellen sowie über den Inositol-Phosphat-Stoffwechselweg.

Lithium hat eine geringe therapeutische Breite, das heißt der therapeutische Bereich der Blutkonzentration liegt nahe am toxischen (= giftigen) Bereich, daher muss Lithium nach dem Blutspiegel eingestellt werden. Dieser sollte für die Behandlung der Manie bei 1,0–1,2 mmol/l liegen, für die Prophylaxe bei 0,6–1,0 mmol/l. Der toxische Bereich beginnt bei 1,5 mmol/l.

Andere Medikamente können den Lithiumspiegel beeinflussen, der Spiegel sollte alle 2–3 Monate kontrolliert werden (am Anfang der Behandlung öfter).

Folgende Nebenwirkungen können auftreten: Müdigkeit, Schwindel, Händezittern, vermehrter Durst, Gewichtszunahme, Schilddrüsenunterfunktion, Nierenschwäche, Gedächtnisstörungen.

Über die Gabe von Lithium sollte nach 2–3 Episoden einer bipolaren, aber auch einer unipolaren Erkrankung nachgedacht werden. Die Häufigkeit weiterer Episoden kann reduziert werden. Lithium wirkt besser auf manische Phasen als auf depressive Phasen.

Eine Lithiumvergiftung äußert sich durch zunehmendes Zittern, Schwäche, Übelkeit und Schläfrigkeit bis zur Bewusstlosigkeit.

Bei Flüssigkeitsverlusten durch starkes Schwitzen kann der Lithium-Spiegel schwanken, ebenso bei der Einnahme von bestimmten Schmerzmitteln (NSAID). Patienten mit schweren Herz- und Nierenerkrankungen sowie Schwangere sollten Lithium nicht einnehmen. Regelmäßige Kontrollen von Schilddrüsenwerten und Nierenwerten im Blut sind erforderlich.

2. Valproinsäure
Die antimanische Wirksamkeit von Valproat wurde 1966 von Lambert entdeckt.

Auch Valproinsäure wirkt besser auf manische als auf depressive Phasen, besonders gut wirkt es bei „Rapid Cycling" (s. o.). Valproat kann auch in Kombination mit Lithium eingesetzt werden. Das Medikament ist ein Antiepileptikum, d. h. es wird gegen Krampfanfälle eingesetzt. Die Dosierung beträgt 600–2400 mg/Tag. Der Serumspiegel sollte bei 50–100 mg/ml liegen. Andere Medikamente können den Blutspiegel von Valproat erhöhen.

Häufige Nebenwirkungen sind Übelkeit, Schwindel, Zittern, Anstieg der Leberwerte, Gewichtszunahme und selten Haarausfall, Bauchspeicheldrüsenentzündung, Verringerung der Blutplättchen; systemischer Lupus erythematodes (rheumatische Erkrankung). Valproat hat ein erhöhtes Missbildungsrisiko in der Schwangerschaft.

3. Carbamazepin und Oxcarbazepin
1971 stellten Takezaki und Hanaoka fest, dass Carbamazepin bei manischen Zuständen wirksam ist. Später entdeckten sie auch die phasenprophylaktische Wirkung des Medikamentes. Oxcarbazepin wirkt ähnlich, soll aber weniger Nebenwirkungen haben. Die Studienlage bezüglich der Wirksamkeit ist jedoch nicht so gut wie bei Carbamazepin. Carbamazepin wirkt hauptsächlich antimanisch, in geringerem Umfang auch prophylaktisch bei rezidivierenden Depressionen. Besonders bei schizoaffektiven Psychosen und Rapid Cycling sowie bei Patienten, die auf Lithium nicht ausreichend ansprechen, ist das Medikament wirksam.

Auch hier muss der Serumspiegel bestimmt werden, er sollte zwischen 6–10 mg/ml liegen.

Das Problem von Carbamazepin liegt in der Induktion (Anregung) von Leberenzymen und damit multiplen Wechselwirkungen mit anderen Medikamenten. Bei Kombination mit Lithium sollten beide Medikamente im unteren Spiegelbereich liegen. Weitere Nebenwirkungen sind: Erhöhung der Leberwerte, Übelkeit, Mundtrockenheit, Schwindel, allergische Hautreaktionen, Herzrhythmusstörungen, Reduktion der weißen Blutkörperchen und Blutplättchen.

4. Lamotrigin
Auch Lamotrigin ist ein Antiepileptikum (= Mittel gegen Krampfanfälle). Es

ist erst seit einigen Jahren in Deutschland für die Behandlung von affektiven Störungen zugelassen, wird aber schon lange als Antiepileptikum benutzt. Im Unterschied zu den vorgenannten Medikamenten wirkt es eher depressionsprophylaktisch als manieprophylaktisch. Die depressionsprophylaktische Wirkung könnte sogar besser als die von Lithium sein. 50–70 % der Patienten sprechen auf Lamotrigin an. Besonders gut ist die Wirkung bei Rapid Cycling. Die Dosierung ist 50–400 mg/Tag, Spiegelkontrollen sind nicht notwendig.

Lamotrigin wirkt auch akut antidepressiv. Die Hauptnebenwirkung sind schwere allergische Hautreaktionen, insbesondere in Kombination mit Valproat, ein langsames Eindosieren über mehrere Wochen ist erforderlich. Lamotrigin hat auch eine akute antidepressive Wirksamkeit. In neueren Studien (Calabrese JR s. u.) sind nach 6 Jahren 35 % der Patienten mit bipolaren Erkrankungen mit Scheinmedikament depressionsfrei, 70 % der Patienten mit Lithium und 82 % der Patienten mit Lamotrigin.

In einer anderen Studie betrug das depressionsfreie Intervall unter Lamotrigin im Schnitt 546 Tage, unter Lithium 105 Tage und unter Scheinmedikament 56 Tage.

Lamotrigin kann auch mit Lithium oder Valproat kombiniert werden.

5. Antidepressiva

Bei monopolaren depressiven Störungen kann auch eine Dauerbehandlung mit Antidepressiva durchgeführt werden. Diese hat einen ähnlichen Effekt wie Lithium und wird häufig wegen des antisuizidalen Effektes von Lithium mit diesem kombiniert. (Meist wird das Antidepressivum genommen, das in der akuten Depression wirkte.)

Bei bipolaren Störungen wird diese Therapie wegen des erhöhten Risikos des Umschlagens in die Manie (Switching) eher nicht angewandt.

6. Experimentelle Therapieformen

Für folgende Medikamente liegen zum Teil Studien vor, die auf eine prophylaktische Wirksamkeit hindeuten, sie sind jedoch für die Behandlung von bipolaren Störungen noch nicht zugelassen.

Gabapentin (Antiepilepticum)
Topiramat (Antiepilepticum)
Nimodipin (Calcium-Antagonist)
Olanzapin, Quetiapin (atypische Neuroleptika)
Acetazolamid (Diuretikum)
Omega-3-Fettsäuren
TRH (schilddrüsenregulierendes Hormon)
Neuropeptid Y
Cholecystokinin

B. Psychotherapie

Die Hauptziele der Psychotherapie sind folgende:

Information des Patienten über seine Krankheit.
Lernen, Frühsymptome der Krankheit zu erkennen.
Besseren Umgang mit Stress und negativen Lebensereignissen zu erlernen.
Lernen, zwischen normalen und krankhaften Stimmungsschwankungen zu unterscheiden.
Aufbauen eines funktionierenden sozialen Netzes.
Unbewusste belastende Konflikte bearbeiten.

Bei bipolaren Störungen kommen am ehesten folgende Verfahren in Betracht:
Psychoedukation
Verhaltenstherapie
Aber auch andere Verfahren können sinnvoll sein.

Für andere Formen der Depression kommen zusätzlich in Betracht:
Analytische Psychotherapie
Gesprächspsychotherapie

Interpersonelle Psychotherapie

Näheres zu den einzelnen Formen der Psychotherapie siehe Kapitel Therapie.

Für die oben genannten Verfahren ist nachgewiesen, dass sie die Rückfallquote senken können.

Eine Gruppentherapie ist bei allen diesen Verfahren möglich und der Einzeltherapie nicht unterlegen.

Bei vorliegenden Problemen in diesen Bereichen ist eine Paar- oder Familientherapie indiziert.

Zusammenfassend haben die vorgenannten medikamentösen und psychotherapeutischen Verfahren den Vorteil, dass sie Phasen von Depressionen oder Manien nicht nur behandeln, sondern verhindern können bzw. die symptomfreien Intervalle verlängern können.

Auch durch diese Verfahren, einzeln oder kombiniert, ist es meist nicht möglich, die Krankheit zu heilen, aber die Zahl der Phasen im günstigen Fall zu reduzieren und deren Stärke abzuschwächen. Daher sollte kein Patient mit rezidivierenden depressiven oder bipolaren Störungen ohne eine Prophylaxe bleiben, die in der Regel aus einer Kombination aus Psychotherapie und Medikamenten bestehen sollte.

Für den prophylaktischen Effekt bestimmter Diäten, der Lichttherapie, der Elektrokrampftherapie oder bestimmter Meditationsverfahren liegen keine harten Anhaltspunkte vor.

6. Schutz und Hilfe: Bericht aus einer psychiatrischen Klinik

Sadness
The stars they sink
in the oceans of ink
long black ribbons of cars
and in the taxi
you ask me how I'am doing
but you already know
Ryan Adams, 29

Im Laufe meiner Erkrankung habe ich dreimal solche Tiefpunkte erreicht, dass eine stationäre Aufnahme erforderlich war. Die ersten Male wurde ich von meinen Angehörigen eingewiesen (aber nicht gegen meinen Willen), beim dritten Mal bin ich aus eigenem Entschluss in die Klinik gegangen. Der erste Aufenthalt war in einer tiefenpsychologisch orientierten Kurklinik, an der ein guter Freund von mir arbeitete, die beiden anderen Male in einer psychiatrischen Klinik.

Die Psychiatrie hat bei vielen Menschen einen sehr schlechten Ruf, Worte wie Klapsmühle werden immer noch häufig gebraucht.

Die Psychiatrie hat den Ruf einer Endstation für unheilbare Geisteskrankheiten. Dass sich vieles verändert hat, ist häufig noch nicht sehr weit durchgedrungen, viele psychiatrische Erkrankungen sind heute behandelbar, wenn nicht heilbar, so zumindest zu bessern, und viele Patienten können ihr normales Leben einige Zeit nach der Entlassung wieder aufnehmen.

Dennoch war es für mich dreimal ein schwerer Schritt, in die Klinik zu gehen, die ersten Tage wäre ich am liebsten wieder geflüchtet. Mein ganzer häuslicher Rahmen, meine Angehörigen, die mich getragen haben, waren auf einmal weg, stattdessen war ich mit lauter Menschen mit psychischen Problemen zusammen.

Dennoch hat mich die Psychiatrie beide Male gerettet, ich weiß nicht, was passiert wäre, wenn es diese Möglichkeit nicht gegeben hätte.

Ich bin vor einigen Tagen das erste Mal, seit ich dort 1994 entlassen worden bin, auf der Station gewesen, auf der ich damals gelegen habe, da ich zufällig in der Nähe war. Es war ein ganz merkwürdiges Gefühl, als ob ich zu einem Haus zurückkehre, in dem ich früher einmal gewohnt habe. Einerseits war ich froh, dass ich wieder gehen konnte, andererseits ist dort in der kurzen Zeit, in der ich dort war, so viel passiert wie sonst in Jahren. Ich fühlte mich fast hingezogen zu diesem Ort, zumindest spürte ich keine Angst oder Abstoßung. Der Essraum, in dem ich oft schweigend gegessen habe, die Tischtennisplatte, auf der ich spielte, als es mir besser ging, die Fenster, durch die ich oft lange gestarrt habe, und die Bänke im Park, auf denen ich fast jeden Morgen um fünf Uhr gesessen und verzweifelt geweint habe, das Café in dem ich mit vielen Freunden saß und versuchte, ihnen meine Situation zu erklären, und einfach nur froh war, dass sie da waren, der kleine Laden, in dem ich gelegentlich Schokolade gekauft habe, alles war noch fast so da wie damals.

Ich habe sehr unterschiedliche Erfahrungen gemacht. Beim ersten Mal war ich in einer psychiatrischen Klinik eher vom klassischen Typ, in einem sehr großen, fast rein psychiatrischen Krankenhaus.

Die Behandlung bestand in der medikamentösen Therapie, zum Teil als Infusionen, und der täglichen Visite des Chefarztes, der mit sehr viel Ruhe, Geduld und Unterstützung handelte. Es hätte auch noch eine allgemeine Gesprächsgruppe gegeben, aufgrund meines schlechten Zustandes habe ich die Teilnahme abgelehnt, was erstaunlicherweise auch durchging. Ich hatte mich vorher monatelang abgestrampelt, war immer wieder zur Arbeit gegangen, hatte einen eher appellativen Selbstmordversuch mit Tabletten hinter mir.

Ich war vorher sechs Wochen in einer psychoanalytisch orientierten Klinik gewesen, was die Symptomatik eher noch verschlimmerte, da die Schwere des Krankheitsbildes nicht erkannt wurde, keine wesentliche medikamentöse Therapie durchgeführt wurde und durch die analytische Behandlung meine ohnehin vorhandenen Schuldgefühle massiv verstärkt wurden. Eine reine tiefenpsychologische Therapie in einer schweren Depression ist unsinnig bis kontraproduktiv, das wurde in dieser Klinik nicht erkannt und dadurch mein Zustand verschlechtert. Ich habe mich in viele dort angesprochene Konflikte vergraben, und ich war so suggestibel, dass ich mich dagegen nicht wehren konnte. Das Schlimmste war für mich der Kuraspekt der Klinik. Das frühmorgens verordnete Vollbad war für einen Depressiven mit Morgentief eine Qual. Man lebte in dieser Klinik eher wie in einem Hotel und fühlte sich dementsprechend allein gelassen. Das einzig Positive war die intensive Sporttherapie mit einem sehr freundlichen Sporttherapeuten.

Ich hatte immer ein bis zwei Bücher auf meinem Nachttisch liegen, die ich aber kaum lesen konnte. Die Oberärztin sagte eines Morgens bei der Visite, als sie die Bücher sah: „Sie können ja lesen, also können Sie auch arbeiten gehen." Mein desolater Zustand wurde einfach völlig falsch eingeschätzt.

Nun war ich in der psychiatrischen Klinik und konnte einfach krank sein, musste mich nicht mehr abstrampeln. Auf einmal war das, was ich die ganze Zeit als Versagen gesehen hatte, eine Krankheit, für die ich nur bedingt etwas konnte und die behandelt wurde. Das war eine gewaltige Entlastung für mich.

Auf der Station waren zum Teil schwer psychisch erkrankte Menschen, die für mich eine zum Teil wichtige Bedeutung erlangt haben. Es war ein Umfeld, mit dem ich normalerweise überhaupt nichts zu tun hatte, Menschen mit ähnlichen Erkrankungen wie ich, aber auch Menschen mit Wahnvorstellungen und Suchterkrankungen. Durch das gemeinsame ähnliche Schicksal ergab sich zum Teil ein festes Band der Verbindung , allerdings größtenteils nur für die Zeit des stationären Aufenthaltes.

Es waren Gespräche und Gefühle möglich, die es unter anderen Umständen nie gegeben hätte. Während dieses Aufenthaltes wurde mein erster Sohn geboren, neben einer vorangegangenen Reise mit großer Zeitverschiebung möglicherweise auch ein Auslöser für diese Episode. Glücklicherweise konnte ich in meine damalige Heimatstadt fahren und bei der Geburt anwesend sein. Dies und die Tatsache, dass ich meine damalige

Freundin und heutige Frau in der Zeit des Endes der ersten Schwangerschaft allein lassen musste, war für mich eine schwere Herausforderung.
Dennoch war es rührend, wie meine Mitpatienten sich darüber mit gefreut
haben. Eine Patientin sagte zu mir: „Du hast Frau und Kind und Beruf,
und es geht dir trotzdem so schlecht, das kann ich nicht verstehen." (Die
meisten Patienten waren aufgrund ihrer Erkrankungen aus dem sozialen
Netz ganz oder teilweise herausgefallen.) Ich konnte es selbst auch nicht
verstehen, aber es war so.

Ich bin jeden Morgen zwischen vier und fünf Uhr aufgewacht und habe die
nächsten Stunden mit Herumgehen und Weinen verbracht. Für mich ist
der Satz, der manchmal in Lehrbüchern seht, dass man bei der Depression
nicht weinen kann, sicher falsch.

Im Laufe des Tages und Abends hat die Stimmung sich langsam verbessert
. Abends konnte ich meistens noch Laufen gehen, was meine Stimmung
verbessert hat. An den Wochenenden konnte ich von samstags morgens
bis sonntags abends nach Hause fahren. Für diese Zeit konnte ich mich
zusammenreißen, sodass es auch einige schöne Momente geben konnte.
Nach zwei Monaten wurde ich entlassen in einem aus meiner Sicht wenig
verbesserten Zustand, was allerdings wohl objektiv von außen gesehen
wesentlich anders war.

Ich wurde dann noch vier Monate ambulant weiterbehandelt, bis es mir
langsam besser ging und ich wieder zur Arbeit gehen konnte.

Mein zweiter stationärer Aufenthalt, elf Jahre später, war ganz anders. Die
Klinik, in der ich war, hatte eine spezielle Depressionsstation, auf der allerdings nicht nur Depressionskranke, sondern auch andere Patienten lagen,
insgesamt mit eher leichteren Erkrankungen als bei dem Voraufenthalt.
Es gab Patienten mit Alkohol- oder Tablettenabhängigkeit, mit Border-
line-Störungen und leichteren wahnhaften Psychosen sowie leichteren
Manien. Das Behandlungskonzept dieser Klinik sah ganz anders aus, es gab
Gesprächsgruppen, Musiktherapie, Bewegungstherapie, Einzelpsychothe-
rapie, Singen, Meditation und Entspannungsübungen. Dazu tägliche Visiten
durch den einfühlsamen, kreativen und dynamischen Chefarzt. So hatte

ich jeden Tag mehrfach etwas zu tun, konnte mich auf verschiedene Arten mit meiner Erkrankung und meinen Mitpatienten auseinandersetzen. Wichtig, da die Zeitachse in der Depression ins Unendliche gedehnt ist, die Stunden, ja die Minuten extrem langsam vorangehen, und dennoch scheinen im Rückblick die Tage rasant und sinnlos dahinzufließen.

Die „Zentrale" für die Patienten einer psychiatrischen Station ist der Raucherraum. Der Anteil an Rauchern unter den Patienten ist ungemein hoch. Anscheinend scheinen viele psychiatrische Erkrankungen zum Rauchen zu verführen, bzw. das Rauchen wird als Selbstmedikation durchgeführt, da Nikotin ein wirksames „Psychopharmakon" (siehe unten) ist. Im Raucherraum werden die meisten wesentlichen Gespräche zwischen Patienten geführt, hier setzt man sich auseinander, hier kommt man sich nahe oder auch nicht.

Unter dem vielfältigen Programm dieses stationären Aufenthaltes hat sich mein Zustand relativ rasch gebessert, was mich dazu veranlasst hat, das Krankenhaus recht früh, vielleicht zu früh, zu verlassen, denn es gab danach noch erhebliche Stimmungsschwankungen. Was hilfreich war, war die Möglichkeit, nahezu alle therapeutischen Angebote auch ambulant wahrzunehmen, was ich auch getan habe.

Zusammenfassend muss ich sagen, dass die stationäre Therapie bei schweren Depressionen eine wichtige, manchmal lebensrettende Hilfe ist.

Dennoch ist bei den meisten Depressionen eine ambulante Therapie ausreichend, es muss im Einzelfall abgewogen werden, ob der Vorteil der stationären Therapie mit äußerer Entlastung und intensivierter Therapie den Nachteil des Wegfallens der häuslichen Unterstützung durch häusliche Strukturen und Angehörige aufwiegt. Mit der stationären Aufnahme bis kurz vor oder nach dem Selbstmordversuch zu warten, ist jedoch sicher falsch.

Als gesunder Mensch kann man sich nicht vorstellen, wie man es in einer psychiatrischen Klinik aushalten kann, als Kranker ist es eine große Entlastung. Das Gefühl, dass man seine Angehörigen nicht mehr belastet, ist sicher ein wichtiger Punkt. Zu Hause vergleicht man sich mit den Gesunden und strampelt sich ab, um sie zu erreichen. In der Klinik kann man sich fallen lassen und wird von professionellen Menschen umsorgt.

Dennoch ist die Aufnahme in eine Klinik für mich nur etwas in einer Extremsituation, in der Regel sind bei regelmäßiger ärztlicher Betreuung die häuslichen Verhältnisse besser.

Gerade als Arzt und Patient mit einer Depression im Krankenhaus zu sein, kann schwierig werden, da man in der Gefahr steht, sich als „Kotherapeut" zu betätigen und von vielen anderen Patienten mit medizinischen Fragen bedient wird. Außerdem ist ein Arzt immer ein schwieriger Patient, da er viele Fragen stellt und kritisch ist. Auch kann er sich durch seine medizinischen Rationalisierungen im Wege stehen.

Für mich war immer die Möglichkeit sehr wichtig, dass ich an bestimmten Tagen der Woche nach Hause durfte, das hat innerlich den Kontakt nach Hause gehalten, was gerade in der Klinik sehr wichtig ist und mir immer gewährt wurde.

Es ist gut, dass es psychiatrische Kliniken gibt, aber sie sind eine Lösung für den Notfall.

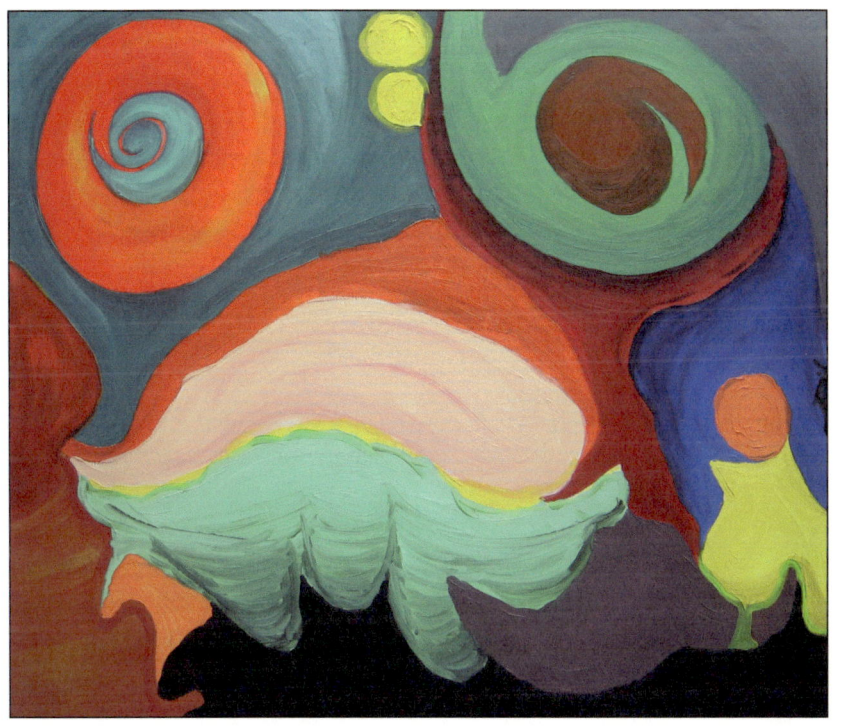

Pit

7. Die Chancen, was ich als Betroffener tun kann

Stuck in that dark hole again
someone throw me a ladder
on which I can depend
someone gives me a handhold
to help me ascend
someone give me a reason
to start up these walls once again

Lost in those gray clouds again
trying to punch my way through them
as fear settles in
earth growing larger as I fall into a spin
someone give me a reason
to take on those gray clouds again
Cowboy Junkies, Open

Das Entsetzlichste an der Depression und insbesondere an ihrer Angst und Panik ist, dass der Wille dagegen nichts vermag: Gefühle kommen absolut grundlos auf.

Andrew Salomon, Saturns Schatten

Ich möchte versuchen, einige Möglichkeiten aufzuzeigen, mit der Krankheit Depression umzugehen. Alle diese „Tipps" sind Vorschläge, jeder wird andere Mechanismen entwickeln, um mit der Krankheit umzugehen, so wie jede Persönlichkeit anders ist. Ich habe sie im Laufe meiner Erkrankung für mich entwickelt, mit ihnen kann man eine Depression nicht heilen oder abkürzen, sondern nur etwas besser ertragen.

Lassen Sie nicht nach, für Sie geltende Umgangsmechanismen zu entwickeln, um die lange Zeit der Depression nicht völlig unnütz verstreichen zu lassen und sie etwas besser ertragen zu können.

a) Sport

Vor allem verliere nicht deinen Wunsch zu gehen:
Ich erlaufe mir jeden Tag den Zustand des Wohlseins und
laufe jeder Krankheit davon, ich habe mich in meinen
schönsten Gedanken ergangen und weiß von keinem so
bedrückenden, dass ich ihm nicht entfliehen könnte.
Aber beim Stillsitzen, und je mehr man still sitzt, desto
näher ist man dem Gefühl der Krankheit. Daher, wenn
man in Bewegung bleibt, wird alles in Ordnung sein.

Søren Kierkegaard (1813–1855), Brief an Jette

Sport ist für mich immer einer der wichtigsten Kompensationsmechanismen in depressiven Phasen gewesen.

Ich habe Ausdauersportarten betrieben, hauptsächlich Laufen und Rennradfahren. Meine Erfahrung ist, dass wenn man Ausdauersport betreibt, nach etwa 30 Minuten ein deutlicher antidepressiver Effekt einsetzt, der je nach Tiefe der Depression 1–3 Stunden anhält. Diese ersten 30 Minuten zu überwinden, ja sich überhaupt zum Sport aufzuraffen, kann sehr schwer sein, wenn man aber den regelmäßig einsetzenden positiven Effekt kennt, fällt es etwas leichter. Allein der Effekt, die Muskeln zu spüren und Muskelkater zu haben, kann die Stimmung verbessern, auch weil man das Gefühl hat, überhaupt etwas getan zu haben.

Wichtig ist es schon in gesunden Zeiten, für eine körperliche Form zu sorgen, mit der man diese Belastung aushält. Ich glaube, sich während einer depressiven Phase diese Form anzutrainieren, ist unmöglich.

Ich habe oft nachmittags trainiert, einmal, weil im Vergleich zum Morgen der Antrieb dann deutlich stärker war, und außerdem ging dann das „Hoch" nach dem Sport in das Abendhoch über, es gab oft keinen weiteren schlecht erträglichen Stimmungsabfall.

Die große Gefahr, der ich auch einige Male erlegen bin, ist es, sich zu überlasten, ich bin häufig 6- bis 7-mal pro Woche 1–3 Stunden unterwegs gewesen, und was für einen Gesunden kein Problem ist, ist für den Depressiven eine Überlastung. Also: Dosiert etwa 3- bis 4-mal pro Woche eine Stunde Sport treiben, ist ein gutes Mittel, zumindest für einige Stunden des Tages der Depression zu entfliehen.

Interessant ist nebenbei, dass sich bei mir während einer Depression trotz des ausgedehnten Sportprogrammes nie ein wesentlicher Trainingseffekt wie in gesunden Zeiten eingestellt hat, anscheinend ist der Körper hierzu in der depressiven Situation nicht in der Lage.

Einfach das Gefühl eines Muskelkaters, das Gefühl, dass der Körper etwas getan hat, dass man überhaupt etwas getan hat und dass wenigstens der Körper etwas leistungsfähig ist, wenn es schon die Seele nicht ist, kann etwas deutlich Entlastendes haben.

b) Äußerliche Entlastung

In einer schweren Depression kann kein Mensch berufstätig sein, dies gilt es mit Würde zu tragen.

Natürlich belastet es das Selbstbewusstsein zusätzlich, nicht arbeiten zu können, aber es hat auch keinen Sinn, unnötige, weil frustrane, Arbeitsversuche zu machen. Diese können eher zu einer Verschlechterung des Krankheitsbildes führen. Gilt es allerdings, mit Kraft wieder anzufangen, ist der richtige Zeitpunkt hierfür nicht immer leicht auszumachen.

Ich würde jedem empfehlen, stufenweise, das heißt stundenweise wieder mit der Arbeit anzufangen und die Stundenanzahl langsam zu steigern. Nach einer langen Zeit der Krankheit ist dies immer sinnvoll.

Ansonsten ist es sinnvoll, sich von bestimmten Terminen, die mit großen Menschenansammlungen oder Stress verbunden sind, fernzuhalten, da man sich, wenn man sich dadurch überlastet, nur ein „Eigentor" schießt. Andere Aktivitäten gilt es jedoch möglichst aufrechtzuerhalten, wenn man sich nicht zu sehr dazu zwingen muss.

Ein gewisses Niveau an Aktivitäten ist mit einer positiveren Stimmung verknüpft. Auch hier ist es nicht immer ganz einfach, zwischen überlastenden und förderlichen Aktivitäten zu unterscheiden. Man sollte den Mut entwickeln, auch mal ohne schlechtes Gewissen Dinge abzusagen, und den Mut, auch mal Dinge zu tun, die einem schwerfallen.

c) Kunst/Musik

Musik und auch andere Arten der Kunst können die Depression lindern und sie erträglicher machen.

Ich habe während meiner ersten depressiven Phasen die Liebe zur Musik entdeckt, die vorher nur mäßig ausgeprägt war. Ich habe viel Musik gehört und bin, wenn möglich, auf Konzerte gegangen. Viele Musiker, Komponisten und Songwriter verarbeiten in ihrer Musik eigene depressive Elemente, in denen man sich wiederfinden kann. Die Schönheit und Erhabenheit der Musik können auch ein depressives Herz, wenn die Depression ein gewisses Maß nicht überschreitet, bewegen.

Ich habe angefangen, Gitarre zu spielen bzw. alte Kenntnisse wieder aufzupolieren, klassisch und andere Musikrichtungen. In schwereren depressiven Phasen habe ich oft nachts gespielt oder spätabends, da ich nur dann genug Antrieb hatte. Es war mir nicht immer möglich, konzentriert zu üben, aber allein die Möglichkeit, etwas „herumzuklimpern", hat mich häufig aufgebaut.

In der Musik liegt viel, auch heilende, Kraft. Musik ist Brennstoff für die Seele, egal ob gehört oder selbst gemacht. Zum Beispiel eine Kantate von Bach oder Musik von Nick Drake oder den Cowboy Junkies (siehe Anhang) zu hören, kann auch in der Depression ein Gefühl von Freude erzeugen, wie kaum etwas anderes. Nicht umsonst waren viele große Musiker und Komponisten depressiv (siehe unten), vielleicht haben sie die Musik als Selbstheilungsversuch benutzt.

Mit der bildenden Kunst habe ich keine persönlichen Erfahrungen, aber sie kann sicherlich einen ähnlichen Effekt haben.

Ich habe in einigen depressiven Phasen angefangen zu fotografieren und Schwarz-Weiß-Bilder zu vergrößern. Auch diese ästhetische Tätigkeit hat mir an dunklen Tagen Freude bereitet. Ich habe viele Bilder in unserem Haus aufgehängt, sodass ich mich immer wieder daran erfreuen kann.

d) Aufrechterhaltung des äußeren Rahmens

Für einen depressiven Menschen ist ein regelmäßiger äußerer Rahmen wichtig. Seien es nur regelmäßige Mahlzeiten, das regelmäßige Sehen einer Fernsehsendung wie z. B. der Tagesschau, regelmäßige Termine im Laufe der Woche, z. B. Kinder abholen, einkaufen etc.

Bei mir wurde dieses äußere Gerüst durch den Rhythmus der Familie gewährleistet, an dem ich größtenteils teilnehmen oder einfach nur dabeisein konnte. Dazu habe ich versucht, mir selbst bestimmte regelmäßige Termine, wie z. B. Spaziergänge, Sport, Aktivitäten im Haushalt, zu setzen. So hat der Tag zumindest eine grobe Struktur, ein Gerüst, an dem man sich entlanghangeln kann, auch wenn man eigentlich nicht besonders viel macht. Die Leere füllt sich etwas auf durch ein starres Gerüst von mechanischen Aktivitäten, die man auch ohne viel Antrieb machen kann.

Am besten ist dieser Rahmen natürlich in der Klinik vorgegeben, eine Möglichkeit, wenn man es zu Hause nicht mehr schafft, sich einen Rahmen aufzubauen, weil man zu antriebslos ist.

All dies ist natürlich einfacher, wenn man nicht allein lebt, ohne meine Familie wäre ich sicher sehr viel früher und länger in der Klinik gelandet.

e) Sinnvoller Umgang mit Suizidgedanken

Fast jeder schwerer depressive Mensch hat Suizidgedanken, viele setzen diese Gedanken auch in die Tat um (siehe Vorwort). Die Depression ist somit eine lebensbedrohliche Krankheit.

Besonders gefährdet sind ältere Patienten, Patienten mit sehr schweren Depressionen, Männer und Patienten mit Suizidversuch in der Vorgeschichte. Außerdem haben Patienten mit schizoaffektiven Störungen, bipolaren Störungen, Patienten mit zusätzlicher Drogen-, Medikamenten- oder Alkoholabhängigkeit sowie Suiziden in der Familie ein erhöhtes Suizidrisiko.

Besonders hoch ist das Risiko in den ersten Episoden einer depressiven oder bipolaren Erkrankung. Bipolare Patienten bringen sich häufiger um als monopolare, außerdem haben Patienten, die als Hauptsymptom die Hoffnungslosigkeit angeben, ein hohes Suizidrisiko. Bei Patienten, die sich umbringen, findet sich im Nervenwasser häufig eine verminderte Konzentration von 5-Hydroxy-Indolessigsäure, einem Metaboliten des Serotonins, außerdem findet sich eine Abhängigkeit von der Aktivität der MAO (Monaminoxidase), den Katecholamin-Metaboliten sowie von den Steroiden (z. B.Cortison).

Lithium hat sich in mehreren Studien als suizidreduzierend herausgestellt, die Häufigkeit von Suiziden im Langzeitverlauf wird um das 6- bis 8fache reduziert. Für Antidepressiva ist dieser Effekt nicht sicher nachgewiesen.

Aus meinen depressiven Phasen weiß ich, dass der Gedanke an die Möglichkeit eines Suizids auch etwas Tröstliches sein kann, da es in der scheinbar aussichtslosen Depression zumindest noch einen Ausweg zu geben scheint. Wenn die Gedanken darum zu kreisen beginnen, auf welche Art man sich umbringen will, sollte man sich auf jeden Fall an einen anderen Menschen, am besten den behandelnden Psychiater, wenden. Das Ansprechen dieses Themas ist beste Suizidprophylaxe, auch der Psychiater sollte regelmäßig danach fragen.

Ich habe in einer meiner ersten Phasen einen Suizidversuch mit Tabletten gemacht, der allerdings weniger der Versuch war, mich umzubringen, sondern ein Zeichen für die Menschen um mich herum, dass ich nicht mehr konnte.

In Fällen einer erhöhten Suizidalität ist es manchmal leider nötig, dass der Arzt den Patienten auch gegen dessen Willen auf eine geschlossene psychiatrische Station einweist, um ihn vor sich selbst zu schützen.

Besonders suizidgefährdet sind folgende Menschen :

Außergewöhnliche äußere Belastung

Konkrete Suizidplanung
Suizidankündigung
Suizidversuche in der Vorgeschichte
Perspektivlosigkeit
Abschließende Regelung der persönlichen Belange
Wahnvorstellungen
Bipolare Patienten
Vereinsamung
Ruhe nach dem Entschluss
Sucht
Männer mehr als Frauen
Alte mehr als Junge

f)   Aufrechterhaltung der Kontakte

In der Depression ist es sehr schwierig, Kontakte aufrechtzuerhalten, und noch schwieriger bis unmöglich, neue Kontakte zu knüpfen.

Man ist also darauf angewiesen, dass andere die Kontakte zu einem aufrechterhalten. Bei vielen Menschen besteht jedoch eine unbestimmte Angst vor der Diagnose Depression und vor dem Depressiven. Man weiß nicht, ob man diesen vielleicht überfordert, ob er überhaupt Kontakte haben möchte.

Die Depression ist somit eine Art Härtetest für Freundschaften und übrigens auch für eine Ehe. Gute Freundschaften und eine gute Ehe werden diesen Test überstehen, schlechte nicht.

Es ist umso wichtiger, in guten Zeiten ein tragendes soziales Geflecht aufzubauen, das einen dann ich schlechten Zeiten trägt .

Mich hat es oft gewundert und erfreut, dass Menschen, die in gesunden Menschen ferner waren , plötzlich in depressiven Zeiten zur Stelle waren, und andererseits einige gute Freunde sich eher zurückgezogen haben.

Besonders in den Zeiten meiner Klinikaufenthalte habe ich es als extrem wichtig empfunden, dass Menschen den Kontakt zu mir aufrechterhalten haben.

Größere Ansammlungen von Menschen wie zum Beispiel Familienfeste sollte man allerdings in schwerer depressiven Zeiten möglichst meiden.

g) Nicht aufgeben

„Jede Minute, die von der Depression aufgefressen wird, ist für immer verloren. Wie schlecht man sich auch fühlt, man muss doch alles tun, um lebendig zu bleiben, selbst wenn es im Augenblick nur darum geht zu atmen. Warte ab und versuche die Wartezeit so gut zu füllen, wie es geht!
Das ist mein bester Rat für Depressive. Versuche den Depressionen Widerstand zu leisten! Selbst die Minuten, in denen du das Leid kaum erträgst, sind kostbare Lebenszeit.“

Andrew Salomon, Saturns Schatten

Diesen Worten ist kaum etwas hinzuzufügen. Die Depression ist die Krankheit der Geduld, des Wartens und Kampfes, und dennoch hat man gewisse Gestaltungsmöglichkeiten. Es gibt immer Stunden, zum Beispiel abends, in denen das Leben etwas leichter ist, in denen man durchatmen kann, und diese Momente gilt es so gut wie möglich zu nutzen. Man kann dann versuchen, sich die positiven Seiten seines Lebens vorzustellen und Kraft zu sammeln für die schlechten Phasen.

Jede Depression geht zu Ende, auch wenn sie sehr lange dauert, und trotz allem lohnt es sich immer, durchzuhalten!

Ich habe oft die Erfahrung gemacht, dass ein schlechter Morgen meist einem schlechten Tag folgt und wenig aussagt über den folgenden Tag. Auch aus einem schlechten Morgen kann noch ein einigermaßen guter Tag folgen.

h) Stimmungskalender

Mir hat das Führen eines Stimmungskalenders geholfen.
So ein Kalender wird von verschiedenen Organisationen herausgeben (z. B.
Harburger Bündnis gegen Depressionen) und beinhaltet zwei Dinge:

1. Das Einschätzen der eigenen Stimmung auf einer Skala von 1 (=
sehr schlecht) bis 10 (sehr gut) mehrmals täglich (ich habe es 4-
bis 5-mal gemacht).
2. Das Notieren von Aktivitäten und positiven Ereignissen.

Dies hat den Effekt, dass man sehen kann, dass man vielleicht auch an
einem schlechten Tag noch eine ganze Menge gemacht hat und den Zusammenhang zwischen bestimmten Ereignissen und der Stimmung erkennen kann.
In der Natur der Depression liegt, dass in schlechten Zeiten nicht nur
die Zukunft schwarz gesehen wird, sondern auch die Vergangenheit, da
sich ein schwarzer Schleier über die Seele legt. Wenn ich nun in meinem
Kalender sehe, dass es gestern gar nicht so schlecht war, wie es in meiner
momentanen Stimmung aussieht, kann das eine deutliche Erleichterung
bedeuten.
Die einzige Zeit, in der ich diesen Kalender als negativ empfunden habe,
waren die Zeiten, in denen es mir durchgehend sehr schlecht ging, das
ständige Aufschreiben von Einsen und Zweien im Kalender hat mich zusätzlich frustriert.
So einen Kalender kann man sich auch leicht herstellen, für jeden Tag eine
Skala von 1–10 und darunter eine Spalte für die Ereignisse.
Ich habe meine Tätigkeiten immer kodiert, z. B. G = Gitarrespielen, Med
= Meditation, S = Spazierengehen, Sr = an diesem Buch schreiben, L =
Lesen u. Ä.
Auch für den Arzt kann dieser Kalender zur Einstellung der Therapie die-
nen. Es ist erstaunlich einfach, sich auf dieser Skala einzuordnen, schnell
weiß man, welche Stimmung welche Zahl bedeutet.
Ebenso kann es manchmal sinnvoll sein, eine sogenannte Lifechart zu er-

stellen, also eine Kurve über die Lebensjahre und das Vorkommen von Stimmungsschwankungen und depressiven oder manischen Phasen. Man kann sich so noch einmal klarmachen, wie das eigene Leben verlaufen ist, aber auch, dass es auch gesunde Phasen gab. Ich glaube, die Krankheit kann vielleicht einen kleinen Teil ihres Schreckens verlieren, wenn man sie auf Papier bannt. Wenn fast durchgehend Krankheitsphasen waren, kann dies natürlich auch frustrierend sein.

i) Glauben

Dies irae, dies illa
solvet saeclum in favilla
teste David cum Sybilla

Quantus tremor est futurus
quando iudex est venturus
cuncta stricte discussurus

tuba mirum sparges sonum
per sepulcra regionum
coget ommnes ante thronum …

Thomas von Celan, 1215, z. B. W. A. Mozart; Requiem

Warum gibt Gott den Menschen Licht und Leben und ein Leben voller Bitterkeit und Mühe?

Sie warten auf den Tod, doch der bleibt aus.
Sie suchen ihn mehr als alle Schätze …
Nur unter Stöhnen esse ich mein Brot,
mein Klagen hört nicht auf, es fließt wie Wasser,
habe ich vor etwas Angst, so trifft es mich,

wovor ich zittere, das kommt bestimmt.
Ich habe keinen Frieden, keine Ruhe,
und Plage über Plage fällt mich an.

Buch Hiob 3, 20–21 und 24–27

Das Buch Hiob ist die Geschichte eines Menschen, der von diversen Plagen heimgesucht wird und sich danach fragt, wofür es sich noch zu leben lohnt und warum Gott dies zulässt. Er hadert gegen Gott, erkennt aber schließlich dessen Kraft und Macht an.

Die erste Frage eines Depressiven, was den Glauben angeht, ist:
Warum kann Gott das zulassen?
Warum erhört er die Gebete nicht?
Warum belastet er ausgerechnet mich mit dieser Krankheit?
Mein Glauben ist nie so stark gewesen, dass er diese Fragen überstanden hat. Ich habe zwar täglich Gebete zum Himmel geschickt, was mir auch eine gewisse Erleichterung gegeben hat, aber dass Gott mich durch die Depression trägt, habe ich nie ernsthaft geglaubt. Der Glaube in die Zukunft war so stark eingeschränkt, dass auch der Glaube an Gott klein wurde.

Es mag dennoch Menschen geben, deren Glaube in guten Zeiten so stark ist, dass er durch eine Depression trägt. Diese Menschen beneide ich mit ganzem Herzen.

Einer von diesen Menschen ist zum Beispiel Dietrich Bonhoeffer, ein Widerstandskämpfer gegen den Nationalsozialismus, der trotz seiner Inhaftierung durch die Nazis einen bewundernswerten Glauben bewahrt hat. In einem Brief sagt er Folgendes:

„Ich glaube, wir sollen Gott in unserem Leben und in dem, was er uns an Gutem gibt, so lieben und solches Vertrauen zu ihm fassen, dass wir, wenn die Zeit kommt und da ist, aber wirklich erst dann, auch mit Liebe, Vertrauen und Freude zu ihm gehen.

Mit dem zweiten Teil ist am ehesten der Tod gemeint, er kann aber übertragen für schlechte Zeiten stehen. Bonhoeffer behielt seinen festen

Glauben, bis er im April 1945 kurz vor dem Ende des „Dritten Reiches" von den Nazis ermordet wurde.

Mir erschwert auch die frühere Ansicht der Kirche, dass die Depression eine Gottesstrafe und Abwendung von Gott ist (siehe Geschichtskapitel), den christlichen (kirchlichen) Zugang zur Problematik der Depression.

Ein weiteres eindrucksvolles Beispiel für gelebten Glauben in der Depression stellt meine Urgroßmutter I. B. dar, die an schweren, lange anhaltenden Depressionen litt, wie einige andere meiner Vorfahren auch. In der Zeit gab es noch keine richtige Behandlung der Depression (weder Medikamente noch Psychotherapie), daher war der Glaube für sie die einzige Chance.
Es folgen einige Tagebuchausschnitte von ihr aus der Zeit 1918–1920 (übertragen aus der altdeutschen Schrift von P. L. und B. Voß).

Diarium aus kranken Tagen, wie eine kranke Seele wieder zum Leben mit Gott kam.

Der erste Gruß im völligen Dunkel. Für alle kranken und irren Gedanken klang mir plötzlich mitten in aller äußeren und inneren Unruhe und Not das Wort wie eine selige Verheißung durch die Seele: „Lass dir an meiner Gnade genügen, denn meine Kraft ist in dem Schwachen mächtig."
Aber mit der Verheißung grüßte mich Gott zugleich mitten in allen lebensmüden Todesgedanken mit seiner strengen Forderung, auch aller Ohnmacht und dem Nichtkönnen gegenüber, mit dem Wort: „Sei getreu bis in den Tod."
Ganz langsam fing die Seele an, aus aller Angst und Furcht heraus, sich Gott im Vertrauen zu öffnen: „Wenn ich auch gleich nichts fühle von deiner Macht, du führst mich doch zum Ziele, auch durch die Nacht …"
Nach all den Jahren des Wollens, aber des Nichtkönnens, klang das Wort (Gottes) der matten Seele wie eine Erlösung. Langsam wich die krampfhafte Anspannung, und aus dem Inneren, „Du musst auch, wenn du nicht kannst",

wurde ein langsames „Du darfst mit allem deinem Nichtkönnen zu Gott kommen". Es ist keine Schuld, sondern es ist dein Schicksal, dass du krank bist, Gott will es, dass du krank bist ...

So fand die Seele wieder ihren Halt, ganz langsam gelang es mir, in den hellen und guten Stunden Kräfte zu sammeln, die mir auch in den trüben und dunklen Tagen halfen ...

So ließ mich Gott mit seiner Hilfe immer mehr Herr werden über Angst und Not, bis endlich oft tagelang mein Geist sich frei fühlte von all der Last und neue Lebensfreude in mein Herz kam. Aber nun war ich gar so allein mit der noch so oft wechselnden Freude und Not ...

Oft brannte es schon so hell und sicher, und dann kam die Hoffnung und die Freude, ich fühlte mich fest und sicher in Gottes Händen. Aber wie oft kamen die Nöte des Lebens, vor allem die Not mit den Menschen, dann fing das Licht wieder an zu flackern und wollte wohl gar verlöschen. Aber es kannte ja seinen Ursprung, und alle Angst und Hilflosigkeit wurden zu einem Schrei nach Gott. Und in den Nächten kam immer wieder mit der Ruhe auch die Gewissheit, du gehst an Gottes Hand, und plötzlich war dann das Licht mit seinem kleinen Schein wieder in der Seele. Nur ist es noch ein gar so unsicheres Leben den Menschen gegenüber.

Mit dem Aufstehen kamen die ganzen Schwierigkeiten unseres Hauswesens an mich heran, und ich war weder ruhig noch kräftig genug, um das still hinzunehmen und einfach meinen Weg zu gehen. Ich wollte überall helfen, dass wieder die gewohnte Ordnung und Sauberkeit herrschten, aber das ging nun doch wieder über meine geistigen und körperlichen Kräfte. Und nun gab es ein stetes Auf und Ab. Das Aufsein wurde mehr und mehr zur Qual, die Angst und die körperliche Erschöpfung wurden wieder immer größer. Nun hieß es, das Gotteserlebnis im täglichen Kampf mit der wieder wachsenden Krankheit und mit den Schwierigkeiten des Lebens durchzusetzen.

Es war ein Jahr, in dem Gott mir immer wieder zeigte, was es heißt, ganz still und ganz geduldig zu sein und einfach im Vertrauen auf ihn den Weg zu gehen, den er mich führte. Immer wieder kamen die schweren Nöte und Ängste, wie oft gerade, wenn ich allein war. Wie habe ich mich dann stets nach Liebe und Hilfe gesehnt, aber mir fehlte auch wohl stets der richtige Ausdruck, und

da habe ich es dann, wenn auch schwer und langsam, immer besser gelernt,
mich restlos mit allem im festen Glauben und Vertrauen einfach Gott in die
Arme zu werfen …
Auch die Heimat konnte mir nicht mehr helfen. Mein lieber Mann und die
Kinder haben mir bis an die letzten Grenzen ihrer Kraft geholfen, mit ihrer
großen starken Liebe. Trotz allem wurde die Fähigkeit zum Lieben und zur Liebe
immer geringer. Es gab nur noch eine Antwort auf eure große Liebe, dass ich
euch befreite von mir. Ich hätte euch alle angesteckt, und ohne mich könnt ihr,
so hoffe ich, noch aufrechtere und freiere Menschen werden.

Ich finde, ein beeindruckendes, fast 90 Jahre altes Zeugnis des Gottver-
trauens in einer schweren, lang andauernden Depression. Derjenige ist
glücklich, der diese Möglichkeit hat.
Deutliche Suizidalität mit fast Abschiedsbriefcharakter spricht aus den
letzten Zeilen, der Suizid wurde allerdings nicht in die Tat umgesetzt.

j) Bücher zur Depression

Ich habe im Verlauf meiner Erkrankung eine kleine Bibliothek zum Thema
Depression angesammelt (siehe Anhang). Es gibt eine unübersehbare
Menge Bücher zum Thema: Erfahrungsberichte, Leitfäden, Bücher über
spezielle Themen, wissenschaftliche Bücher, populärwissenschaftliche Bücher, gute und schlechte Bücher. So viele Sichtweisen es gibt, so viele
Bücher gibt es auch.
Hilft das Lesen der Bücher gegen die Depression?
Meine Antwort ist Nein, zumindest nicht direkt. Erstens kann man in der
Depression meist nicht lesen, und zweitens helfen theoretische Erkenntnisse nicht gegen die Krankheit. Am meisten haben mir noch Erfahrungsberichte geholfen, da sie mir das Gefühl gaben, mit der Krankheit nicht
allein zu sein. In der Depression habe ich manchmal die Tendenz, mich
als einziger Leidender zu sehen, und hier können diese Bücher Abhilfe
schaffen.

Sollte man dennoch Bücher über die Depression lesen, auch wenn sie nicht direkt gegen die Depression helfen?

Auf jeden Fall, ja!

Jeder Kranke sollte über seine Krankheit möglichst genau Bescheid wissen, um die Behandlung der Ärzte einschätzen zu können und um die vielfältigen Behandlungsmöglichkeiten zu kennen. Wissen hilft nicht direkt, aber Wissen kann trösten und das Gefühl geben, dass man auch gegen diese Krankheit etwas tun kann. Nach meiner persönlichen Meinung ist das beste Buch zum Thema, eine Mischung aus Erfahrungsbericht und einer umfangreichen Wissenssammlung, das Buch *Saturns Schatten* von Andrew Salomon; der spannendste Erfahrungsbericht ist das Buch *Seelenfinsternis* von Piet C. Kuiper; ein sehr gutes Buch über bipolare Erkrankungen ist das Buch *Bipolar* von Eberhard J. Wormer; eine einfach zu lesende Informationssammlung ist das Buch *Himmelhoch jauchzend, zu Tode betrübt* von H. J. Luderer; eine umfangreiche aktuelle Informationssammlung ist das Buch *Das Rätsel Depression* von U. Hegerl und D. Althaus und H.Reiners.

Lesen zum Thema ist also auf jeden Fall sinnvoll, hilft aber nicht direkt gegen die Depression.

k) Gerüche

Die Geruchsrezeptoren in der Nase sind direkt mit den Zentren im Gehirn verbunden, in denen die Gefühle entstehen. Der Geruchssinn ist, oft unterbewusst, von unseren Sinnen am meisten mit den Emotionen verbunden.

Wenn ein Mensch oder ein Raum gut riecht, fühlt man sich oft wohl, bei unangenehmen Gerüchen unwohl. Es liegt daher nahe, Wohlgerüche als begleitende Behandlung der Depression einzusetzen. Ich habe dies für mich in meiner letzten Phase entdeckt mit angenehmem Erfolg.

Es gibt zwei einfache Möglichkeiten, gute Gerüche zu erzeugen, einmal, vorgefertigte Räucherstäbchen verschiedener Geruchsrichtungen zu verwenden, zum Beispiel aus dem heiligen indischen Champa-Baum (aus den Blüten hergestellt), es gibt aber auch diverse andere Geruchsrichtungen. Die zweite Möglichkeit ist es, auf einem Stück glühender Holzkohle Harze und Pflanzenteile zu verbrennen, um einen Wohlgeruch zu erzeugen. Kleine selbst zündende Kohlestücke sind im einschlägigen Handel zu erwerben. Folgenden Stoffen wird eine besondere Wirkung gegen Depressionen zugesprochen:

1. Benzoe Siam (Harz des Styrax-Baumes)
2. Copal und Copal negro (Harz des Bursera-Baumes)
3. Drachenblut (Harz der Drachenblutpalme)
4. Eukalyptus (Bätter des Eukalyptus-Baumes)
5. Jalapin (Wurzeln einer Windenart)
6. Kostuswurzel
7. Lavendel
8. Pfefferminze
9. Zimtrinde
10. Weihrauch
11. Johanniskraut
   u. v. a.

Ich denke, jeder muss seine eigenen Erfahrungen mit dieser ungewöhnlichen begleitenden Therapie machen, mir hat sie jedoch immer wieder zu Stunden des Wohlbefindens auch in der Depression verholfen. Auch in Kombination mit Meditation, Yoga oder Muskelentspannungsverfahren kann die „Dufttherapie" gut eingesetzt werden.

l)   Gedankentraining

Bis zu einem gewissen Grad kann man auch die während einer Depression häufig auftretenden Gedankenspiralen und negativen Grübeleien selbst beeinflussen. Dieses macht sich die Verhaltenstherapie zunutze, aber auch selbst kann man dies lernen. Negative Gedanken führen oft zu zusätzlichen negativen Emotionen, sodass die berühmte Abwärtsspirale entsteht. Meine Erfahrung ist es, dass dies alles in der schweren Depression nicht möglich ist, bei leichten depressiven Zuständen jedoch sehr gut.

Ich gehe dabei wie folgt vor: Wenn ein negativer Gedanke auftaucht, „markiere" ich diesen als depressiv, sage mir, dass er nicht mein Gedanke ist, sondern von der Depression erzeugt wird, und vergesse ihn so schnell wie möglich. Mit etwas Training gelingt dies eigentlich sehr gut.

Eine zweite Technik ist das „Eingrenzen" von depressiven Zeiten. Wenn ich nur einige Stunden des Tages depressiv bin, versuche ich mir zu sagen, dass die Gefühlslage, in der ich mich befinde, nicht ich selbst bin, sondern die Depression, und dass sich dies in einigen Stunden wieder ändern wird. (Die Depression selbst suggeriert einem ja, dass sie auch den Rest des Tages weiterbestehen wird.)

So kann es gelingen, die Depression auf einen gewissen Teil des Tages einzugrenzen. Mit etwas Übung kann dies gelingen, allerdings nur in Phasen der leichten und mittleren Depression. Es kann vielleicht damit verhindert werden, dass die leichte Depression in eine stärkere Phase übergeht.

Einige amerikanische Autoren kombinieren diese Art der kognitiven Therapie mit yogaähnlichen Übungen, um die Kraft der Gedanken zu stärken. Dies erscheint mir ein sehr sinnvolles Vorgehen zu sein.

m) Medikamente

Es klingt vielleicht banal, aber die regelmäßige Einahme der Medikamente ist keine Selbstverständlichkeit.

Die Medikamente sollten von einem Facharzt für Psychiatrie verschrieben und dann so eingenommen werden, da Hausärzte oft nicht genügend dazu ausgebildet sind, eine Depression zu behandeln. Wenn man untersucht, wie viel Prozent der Patienten ihre Medikamente einnehmen, so wie verschrieben und so lange wie verschrieben, so liegt dieser Anteil unter 50 %.

Medikamente sollten nicht gleich abgesetzt werden, wenn sie nicht wirken, insbesondere da Antidepressiva oft erst nach einigen Wochen wirken. Auch bei Nebenwirkungen sollten sie nicht gleich abgesetzt werden, dies sollte mit dem Arzt besprochen werden und dann mit ihm zusammen über das weitere Vorgehen entschieden werden. Scheuen Sie sich nicht, wenn Ihnen irgendetwas komisch erscheint, die Meinung eines zweiten Arztes einzuholen, auch Ärzte können irren!

Erwarten Sie nicht zu viel von der Wirkung der Medikamente, viele Medikamente wirken zwar, aber nicht bei jedem, häufig sind Wechsel der Medikamente erforderlich. Es gibt leider noch keine Möglichkeit vorherzusagen, welches Medikament bei wem wirkt, sodass häufig Ausprobieren erforderlich ist.

Wenn jemand so antriebslos ist, dass er seine Medikamente nicht korrekt einnehmen kann, muss jemand anders für die korrekte Einnahme Sorge tragen.

n) Blumen

Ich habe eine kleine Kamelienzucht, für mich eine der schönsten Blumenarten, die es gibt. Auch die Beschäftigung mit diesen ästhetischen Wesen kann große Freude bereiten, von der auch in der Depression ein Teil spürbar ist. Insgesamt kann die Beschäftigung mit dem Schönen auch für einen depressiven Menschen einen gewissen Trost bedeuten. Immerhin kann er sich damit, auch wenn es nur Blumen sind, auf etwas Äußeres hinwenden und ist für eine Zeit von der inneren Düsternis abgelenkt.

o) Selbsthilfegruppe

Eine Selbsthilfegruppe ist eine Gruppe, in der depressiv Erkrankte ohne Arzt oder Therapeuten über ihre Krankheit reden, sich gegenseitig unterstützen, sich informieren. Sie kann ein weiteres wichtiges Bein der Depressionstherapie und der Rezidivprophylaxe sein.

Ich selbst habe nie an einer Selbsthilfegruppe teilgenommen, da ich in meinen kranken Phasen immer genug mit Therapie abgedeckt war und in meinen gesunden Phasen nicht ständig über meine Depressionen reden wollte, sondern einfach leben wollte.

Viele Menschen empfinden diese Gruppen aber auch als sehr hilfreich, auch hier muss jeder seinen eigenen Weg finden.

Für die Adresse einer Gruppe wenden Sie sich am besten an Ihr nahe liegendes Krankenhaus mit psychiatrischer Abteilung oder an *www.depressionen-verstehen.de*. Viele Selbsthilfegruppen finden sich auch unter google: Selbsthilfegruppen Depression.

p) Spazierengehen

Bei mir war oft nichts mehr möglich, aber spazieren gehen ging fast immer noch. Zwar ohne viel von der Umwelt wahrzunehmen, mehr automatisch mit gesenktem Kopf und allein, ich hätte die Anwesenheit eines anderen mehr als Belastung empfunden. Aber ich hatte so eine Bewegung, und die Zeit ging etwas schneller voran. Zum Teil bin ich in mehreren Einheiten 20 km am Tag gegangen, immer dieselben Wege, besser als zu Hause herumzusitzen war es allemal, obwohl meine Familie manchmal komisch geguckt hat, wenn ich zum dritten oder vierten Mal an einem Tag losgegangen bin. Häufig war ich während des Gehens von negativen Gedankenspiralen beherrscht, die ich nicht aus eigener Kraft beenden konnte, aber in Bewegung waren sie besser zu ertragen.

q) Würde bewahren

Das Allerwichtigste ist es, auch in einer so schweren Erkrankung wie der Depression die Menschenwürde zu bewahren. Auch ein Depressiver ist ein Mensch mit demselben Wert wie jeder andere Mensch, auch wenn er das oft nicht fühlen kann.

Versuchen Sie, sich nicht verkommen zu lassen, versuchen Sie, die Körperpflege einzuhalten, sich ordentlich zu kleiden, kleine Pflichten des täglichen Alltags zu übernehmen, den Körper durch etwas Bewegung, und seien es nur Spaziergänge, in Form zu halten. Versuchen Sie ein Mindestmaß an Kontakten aufrechtzuerhalten, scheuen Sie sich aber auch nicht, Hilfe anzunehmen. Die Krankheit Depression zu haben ist keine Schande, sondern teilweise Schicksal und eine große Herausforderung für den Erkrankten (und seine Umwelt)!

r) Konsum

Kann Konsum helfen?

Ja, aber nur für kurze Zeit. Ich habe häufig viele CDs, viele Bücher, ein neues Musikinstrument oder Kleidung gekauft, wenn ich krank war. Wenn es mir ganz schlecht geht, frustriert mich das zusätzlich, da ich die CDs nicht hören und die Bücher nicht lesen kann.

In mittelguten Zeiten kann der Konsum von Dingen für eine gewisse Zeit aufbauend wirken, besonders wenn es „schöne" Dinge sind. Wenn man sich zum Beispiel etwas Schönes zum Anziehen kauft, kann das als „Gegenpunkt" zum schlechten Körpergefühl durchaus positiv wirken. Ein Instrument kann, wenn man es vom Antrieb her spielen kann, für lange Zeit Freude bereiten, auch beim Depressiven.

Die andere Seite der Medaille ist, dass durch Geldausgaben für solche Sachen der Verarmungswahn angekurbelt werden kann (siehe oben).

Konsum ist insgesamt kein auf Dauer sinnvoller Faktor beim Umgang mit der Depression.

s) Sex

Kann Sex helfen?

In der tiefen Depression verschwindet die Lust komplett, und Sex ist somit keine denkbare Alternative.

In der leichten bis mittleren Depression kann die Erotiik wieder empfunden werden, und die starken erzeugten Gefühle können positive Wirkung entfalten und einem zeigen, dass man noch lebendig ist und dass man noch die Nähe zu einem anderen Menschen empfinden kann.

In der schweren Depression sollte man sich allerdings nicht mit irgendwelchen sexuellen Anforderungen quälen. In der Genesung sollte man die „schönste Sache" in vollen Zügen genießen und das mit starkem antidepressivem Effekt.

t) Umgang mit Leistungsansprüchen

In der Depression und auch danach sollte man sein Leben einmal auf übertriebene Leistungsansprüche durchforsten, nach denen man strebt und die man meist nicht ereichen kann. Dies sollte sowohl im beruflichen Bereich als auch im privaten Bereich stattfinden. Das Leben besteht nicht nur aus Leistung, die Dinge, die nichts mit Leistung zu tun haben, sind ebenso wichtig. Das heißt natürlich nicht, dass man nicht seine „Talente" weiterentwickeln sollte, eben nur nicht unter Leistungsdruck. Übertriebene Leistungsideale können durchaus Ursache oder Auslöser einer Depression sein.

H. Reiners bezeichnet dies in seinem Buch (siehe Anhang) als Aufgeben der Illusionen des Lebens, dieses Aufgeben hat ihn aus der Depression herausgeführt. Zu diesem Thema gehört zum Beispiel das Akzeptieren der Möglichkeit, wegen der rezidivierenden Krankheit zum Beispiel früher in Rente zu gehen und einen Lebenslauf mit „Brüchen" und Kurven zu akzeptieren.

u) Diverses

Als gute Regel hat es sich bei mir bewährt, abends nicht zu früh ins Bett zu gehen, frühestens 22.30–23.00 Uhr, auch wenn manchmal das Bedürfnis entsteht, sich im Bett zu verkriechen, da sonst am nächsten Tag ein schlechter Tag droht.

Auch wenn es mir ganz schlecht ging, hat manchmal ein Vollbad etwas Linderung erzeugt, das warme, angenehme Körpergefühl kann etwas auf die Seele abfärben, ebenso wirkt ein Saunagang.

Ich habe jeden Abend größere Mengen schwarzen Tees getrunken mit einem angenehmen Effekt auf die Seele. Einmal ist positiv das Ritual des Teekochens, und der Tee selbst hat einen anregenden, aber auch ausgleichenden Effekt.

Seien Sie vorsichtig mit Menschen, die behaupten, einfache Lösungen für Ihre Depression zu kennen. Auch sektenartige Vereinigungen, zweifelhafte religöse Gruppen oder fragwürdige Psychotherapeuten können diese schnellen Lösungen anbieten.
Ich habe einmal aus der Not heraus eine sogennante Gestalttherapie gemacht, die eher einen sektenartigen Charakter hatte, in der sich viel um Sex und Gewalt drehte. Glücklicherweise habe ich den Absprung geschafft, als es mir wieder besser ging.
Keine Depression hat eine einfache Lösung, dazu ist die Krankheit zu vielgestaltig und durch zu viele Ursachen begründet.

8. Die Hilfe: Was ich als Angehöriger tun kann

Sometimes I don't know, where this dirty road is taking me
Sometimes I can't even see the reason why
I guess I'll keep on gamblin', lots of booze and lots of ramblin'
It's easier than just a waitin' round to die
Townes van Zandt, Waiting round to die

Aus vielerlei Gründen ist der Umgang mit einem Menschen, der an einer De-
pression leidet, eine ungeheuer schwere Belastung. Was man auch tut, es ist
niemals recht. Der depressive Patient hält jeden Kontakt von sich fern. Bietet
man ihm jedoch gar nicht erst Kontakt an, fühlt er sich im Stich gelassen.
Piet C. Kuiper, Seelenfinsternis

Ich kann über die Angehörigen nur aus der Sicht des Kranken schreiben, sodass sicher vieles nicht erwähnt wird, was wichtig wäre. Ich kann nur schreiben, was aus der Sicht des Kranken für den Kranken an Verhalten der Angehörigen wichtig wäre.

Depressionen sind oft Prüfsteine für Beziehungen. Beziehungen, die schon vor der Krankheit „wackelig" waren, können zerbrechen, stabile Beziehungen können durch die gemeinsam bestandene Prüfung noch besser werden. Angehörige leiden mit, genauso wie die Erkrankten, und werden es manchmal unerträglich finden, mit dem Kranken zusammenzuleben.

Es werden Gefühle entstehen wie Traurigkeit, Hilflosigkeit, Angst und auch Wut.

Insbesondere die erste Krankheitsphase ist schwer zu durchstehen, da alles noch unbekannt ist.

Folgende Empfehlungen kann ich geben:

1. Halten Sie Kontakt zu dem Kranken, egal was dieser tut und sagt, halten Sie mit ihm und für ihn die Phase durch. Häufig spricht durch den Kranken die Depression und nicht der Kranke selbst. Sagen Sie ihm dies immer wieder, denn er kann es im Moment

so nicht wahrnehmen. Halten Sie auch zu ihm, wenn er unsinnige Dinge sagt oder tut. Lieben Sie den Kranken, auch wenn er jetzt anders ist, so wie vorher.

2. Erhalten Sie die Alltagsstrukturen so gut wie möglich, lassen Sie sich im Alltag nicht vom Depressiven zu stark beeinflussen. Gerade für ihn ist es wichtig, dass der Alltagsrhythmus erhalten bleibt. Versuchen Sie den Depressiven von allzu großen Anstrengungen fernzuhalten, motivieren Sie ihn aber zu kleineren Aktivitäten, zum Beispiel zu Tätigkeiten im Haushalt. Halten Sie den Kranken von großen Menschenansammlungen fern, motivieren Sie ihn aber zu Kontakten in kleinem Ausmaß. Führen Sie, auch wenn der Depressive kaum redet, kurze Gespräche mit ihm.

3. Informieren Sie sich über die Krankheit und Sie werden es einfacher haben, mit dem Kranken umzugehen. Sie sollten mindestens so viel über die Depression wissen wie der Kranke und fast so viel wie sein Arzt. Es gibt viele gute Bücher und auch leicht zu lesende Bücher zum Thema.

4. Halten Sie Kontakt zum Psychiater des Angehörigen. Zu jeder guten Therapie gehören auch die Angehörigen. Der Arzt kann Sie beruhigen, kann Ihnen Informationen über die Krankheit im Allgemeinen und im Speziellen bei Ihrem Angehörigen bieten. Falls der Arzt dies nicht anbietet, fordern Sie diese Gespräche ein!

5. Kümmern Sie sich um sich selbst!
Kein Mensch kann eine längere depressive Phase eines Anghörigen aushalten, ohne Unterstützung von außen zu erhalten. Grenzen Sie sich, wenn nötig, vom Kranken ab, erhalten Sie sich Ihre Rückzugsräume. Ihnen und auch dem Depressiven ist am wenigsten damit gedient, wenn Sie zusammenbrechen. Erhalten Sie sich Ihre Hobbys, Ihre Arbeit und die Dinge im Leben, die für Sie schön sind!

Halten Sie den Kontakt nach außen aufrecht, lassen Sie sich von Ihren Freunden mittragen, und wenn das nicht reicht, suchen Sie sich professionelle Unterstützung. Die schwere Depression eines Angehörigen ist durchaus ein Grund für unterstützende Psychotherapie. Bei gläubigen Menschen kann vielleicht auch der Gemeindepastor unterstützen.

Auch Angehörige von Depressiven können depressiv werden!

Es gibt auch viele Selbsthilfegruppen für Angehörige von psychisch kranken Menschen, in denen man sich gegenseitig unterstützen kann und Informationen über die Krankheit bekommen kann. Adressen kann man bekommen über den Bundesverband der Angehörigen psychisch Kranker, Herr C. Kolada, Am Michaelishof 4b, 53177 Bonn, und unter www.depressionen-verstehen.de.

6. Brechen Sie nicht in Panik aus, versuchen Sie die Ruhe und Geduld so gut wie möglich zu bewahren. Jede Depression geht zu Ende, und je mehr man sich aufregt, desto anstrengender wird es für alle Seiten.

7. Kümmern Sie sich darum, dass Ihr Angehöriger seine Medikamente regelmäßig einnimmt und seine Gesprächstermine wahrnimmt, wenn er dies nicht selbst kann. Entmündigen Sie ihn aber nicht. Das, was er noch selbst kann, sollte er auch in eigener Verantwortung machen.

8. Versuchen Sie die Würde des Kranken zu bewahren, dies ist für den Depressiven von großer Bedeutung. Auch ein depressiver Mensch ist ein Mensch mit allen positiven und negativen Seiten, auch er hat seine Würde, die in depressiven Zeiten aber in Frage gestellt ist, gerade daher ist eine menschliche und würdevolle Behandlung wichtig. Versuchen Sie den Menschen so zu akzeptieren, wie er ist, auch wenn dies manchmal schwierig oder unmöglich ist. Lassen Sie keine Schuldgefühle zu, weder Sie noch der Kranke haben Schuld an der Erkrankung.

Machen Sie sich zum Anwalt des Kranken.

9. Lassen Sie sich nicht von kleinen Streitereien (Depressive können oft sehr leicht reizbar sein) um Banalitäten abschrecken. Sie entstehen vom Depressiven häufig aus Überforderung, und es geht eigentlich gar nicht um die Sache. Kleinere Streitereien bringen einen Depressiven häufig so durcheinander wie in guten Zeiten große Auseinandersetzungen. Trotzdem vertreten Sie die Dinge, die Ihnen wichtig sind, möglichst klar, auch wenn hierzu eine Auseinandersetzung nötig ist, aber vermeiden Sie Streite um Kleinigkeiten.

10. Sagen Sie Ihrem Angehörigen immer wieder, dass er krank ist und dass das nicht sein normaler Zustand ist.
Er wird dies in seinem jetzigen Zustand nicht allein begreifen können.

11. Sprechen Sie ruhig und langsam. Sprechen Sie nicht verschiedene Dinge gleichzeitig an. Plädieren Sie dem Kranken gegenüber nicht für irgendwelche Patentrezepte, sie sind meistens nicht richtig und setzen den Depressiven unter Druck.

12. Wenn Ihr Angehöriger Selbstmordgedanken äußert, nehmen Sie Kontakt zu dessen Arzt auf und denken Sie über eine Krankenhauseinweisung (notfalls auch gegen den Willen des erkrankten Menschen) nach, der Depressive wird zu dieser Entscheidung häufig nicht mehr in der Lage sein. Auch wenn Sie nicht mehr können, den Zustand einfach nicht mehr aushalten oder wenn sich die Depression sehr lange hinzieht, kann eine Einweisung indiziert sein. Wegen einer Depression im Krankenhaus zu sein ist genauso wenig eine Schande, wie wegen einer Blinddarmentzündung oder eines Herzinfarktes.
Im Krankenhaus kann die Therapie noch einmal intensiviert werden. Der Patient und die Angehörigen sind erst mal entlastet. Für den Kranken ist es allerdings erst mal eine hohe Schwelle, die es zu überschreiten gilt.

13. Kinder

Kinder bekommen Veränderungen der Stimmung in einer Familie sehr genau mit und denken häufig, dass sie selbst daran schuld sind. Um das zu vermeiden, sollte mit den Kindern ab einem bestimmten Alter (ca. 4–5 Jahre) über die Krankheit in einer an das Alter angepassten Form gesprochen werden. Kinder ab 10 Jahren kann man schon recht genaue Informationen geben. Die Kinder sollten wissen, dass der Elternteil krank ist, dass die Erkrankung lange dauern kann, aber vorbeigeht, dass man sie behandeln kann und dass sie nicht gefährlich ist (was allerdings nicht ganz stimmt).

Als ich letztes Jahr in das Krankenhaus musste, sagte meine Tochter (8 Jahre alt) jedem, der es hören wollte, und auch jedem, der es nicht hören wollte, dass Papa im Krankenhaus ist, weil er nicht schlafen kann, was ja auch stimmte (aber nicht die volle Wahrheit war). Dies war eine ihrem Alter angemessene Erklärung. Mein Sohn (11 Jahre) weiß schon recht gut über meine Krankheit Bescheid, wir reden gelegentlich darüber und ich beantworte ihm seine Fragen. Seine erste Reaktion, als ich krank wurde, war: „Kann ich diese Erkrankung auch kriegen?"

Ein Hinweis darauf, was für Ängste bei Kindern vorliegen können. Kinder dürfen auf keinen Fall das Gefühl bekommen, schuldig an der Erkrankung der Eltern zu sein, was häufig vorkommt. Ein offener Umgang mit der Krankheit ist daher sehr wichtig.

Kinder können in der Depression beides sein, eine Freude und ein Grund, vielleicht der entscheidende, weiterleben zu wollen, und eine große Anstrengung. Die normale Lautstärke, die Fröhlichkeit und die Streitereien der Kinder waren für mich oft ganz schwer zu ertragen. Kinder müssen und sollen aber so weiterleben wie in gesunden Zeiten!

14. Schulen Sie sich darin, Stimmungsschwankungen in die manische oder die depressive Richtung rechtzeitig zu erkennen. Lernen Sie

einen guten Tag von einem manischen zu unterscheiden und einen schlechten von einem depressiven.

15. Depressionen können manchmal durch komplizierte familiäre Strukturen mitverursacht sein, in diesem Fall ist u. U. eine Familientherapie sinnvoll. Um deren Notwendigkeit beurteilen zu können ist der Kontakt der Angehörigen zum behandelnden Arzt sinnvoll.

16. Machen Sie zusammen mit dem Kranken einen Notfallplan, der die Kriterien enthält, wann eine Krankenhausaufnahme sinnvoll ist. Er sollte auch die Telefonnummern aller behandelnden Ärzte enthalten, eine Notfallmedikation, in einem wirklichen Notfall kann es schwierig sein, diese Dinge noch zu ermitteln.

17. Machen Sie ein „psychiatrisches Testament" mit dem Kranken. Hier kann man festlegen, wer im Falle der Notwendigkeit einer Betreuung oder Zwangseinweisung die Betreuung übernehmen soll. Dieses sollte anwaltlich abgesegnet sein. Die Gesetze sind in jedem Bundesland anders. Ein Mustertext ist erhältlich bei: P. Lehmann, Antipsychiatrieversand, Zabel-Krüger-Damm 183,13469 Berlin

9. Die Arbeit: Depression und Beruf

Es war, als hätt der Himmel
die Erde still geküsst,
dass sie im Blütenschimmer
von ihm nur träumen müsst.

Die Luft ging durch die Felder,
die Ähren wogten sacht,
es rauschten leis die Wälder,
so sternklar war die Nacht.

Und meine Seele spannte
weit ihre Flügel aus,
flog durch die stillen Lande,
als flöge sie nach Haus.
J. V. Eichendorff, Mondnacht

Freue dich deiner eigenen Leistungen, wie auch deiner Pläne.
Bleibe weiter an deiner eigenen Laufbahn interessiert, wie bescheiden auch
immer. Sie ist ein echter Besitz im wechselnden Glück der Zeiten.
Aus der alten Sankt-Pauls-Kirche, Baltimore 1692

Ich habe bisher in meinem Leben wegen der Depression 45 Monate, also fast 4 Jahre nicht arbeiten können. Der durchschnittliche bipolare Patient verliert im Laufe seiner Erkrankung 14 Jahre des normalen Berufslebens und wird mit 47 Jahren erwerbsunfähig berentet.

Kein Mensch kann mit einer schweren Depression arbeiten und würde sich noch mehr frustrieren, wenn er es versuchen würde.

Auf der anderen Seite ist die Arbeit aber, richtig dosiert, ein gutes Antidepressivum. Zwischen diesen beiden Polen die richtige Entscheidung zu treffen, ist mir immer sehr schwer gefallen.

Folgende Punkte sind mir zum Thema Arbeit wichtig:

1. Kein schlechtes Gewissen haben, dass man nicht arbeiten kann.
Die Depression ist eine Krankheit wie jede andere, die jeder bekommen kann und mit der man zumindest zeitweise nicht arbeiten kann, auch nicht, wenn man es will. Die Arbeitsunfähigkeit kann unter Umständen lange dauern, keiner weiß, wie lang, Vorhersagen dazu zu machen ist unsinnig.

2. Offenheit/Kollegen
Meine Devise ist es immer gewesen, mit meiner Krankheit so offen wie möglich umzugehen, das heißt meine Diagnose offen auszusprechen. Es ist besser, wenn der Arbeitgeber und die Kollegen wissen, dass ich eine Depression habe, als dass sie denken, dass ich wegen einer unklaren psychiatrischen Diagnose (das geht ja aus der Krankmeldung hervor) krankgeschrieben bin. Ich habe allerdings auch immer sehr verständnisvolle Chefs und Kollegen gehabt (und außerdem waren es Mediziner, die gewisse Vorurteile gegenüber der Depression nicht hatten). Wenn dies nicht der Fall ist, mag es auch mal sinnvoll sein, die Diagnose zu verschweigen, das muss jeder selbst entscheiden.

Wichtig ist es auf jeden Fall, die Krankmeldung rechtzeitig abzugeben oder abgeben zu lassen, weil sonst ein Kündigungsgrund bestehen kann. In längeren Phasen hatte ich (und mein Arbeitgeber auch) immer Probleme mit den kurzen Krankschreibungen, die dann Woche um Woche verlängert wurden. Ich habe jedes Mal die Krankmeldung mit einem durch die Depression verstärkten schlechten Gewissen abgegeben. Da man nicht wissen kann, wie lang die Phase dauert, und da eine längere Krankschreibung auch demotivierend sein kann, ist dies aber wohl die einzige Möglichkeit. Es haben immer einige Kollegen zu mir durchgehend Kontakt gehalten, wofür ich sehr dankbar war.

Der Arbeitgeber hat das Recht, die Arbeitsunfähigkeit durch den Betriebsarzt oder einen Arzt des MDK (Medizinischer Dienst der Krankenkassen) prüfen zu lassen (beide Ärzte haben Schweigepflicht auch gegenüber dem Arbeitgeber). Ebenso hat die Krankenkasse das Recht, dies gutachterlich prüfen zu lassen. Solche Termine sollten unbedingt wahrgenommen werden, auch wenn es manchmal schwerfällt. Auch hier droht eine Kündigung oder Stornierung des Krankengeldes.

3. Aufbau eines guten Status in guten Zeiten

Es ist wichtig, sich in guten Zeiten einen fachlich und menschlich guten Stand an der Arbeitsstelle aufzubauen, von dem man dann während der Krankheit zehren kann. Einem angesehenen Kollegen wird eine längere Krankheitsphase eher verziehen als einem ohnehin unbeliebten.

Also muss man sich in guten Zeiten besonders anstrengen, natürlich ohne sich zu übernehmen, gesundes Mittelmaß ist hier gefragt.

Ich bin, wenn ich wieder arbeiten konnte, glücklicherweise von meinen Kollegen immer gut aufgenommen worden.

4. Rechtliches

Arbeitnehmer können wegen lang andauernder Krankheit gekündigt werden, wenn der Betrieb sehr klein ist und ihm die Belastung durch die Krankheit nicht zuzumuten ist. Außerdem kann bei häufiger, lang anhaltender Krankheit (mehr als 20–30 % in den letzten Jahren) gekündigt werden. Eine länger dauernde Krankheitsphase ist jedoch kein Kündigungsgrund.

Lassen Sie sich auf jeden Fall von Ihrem Betriebs- oder Personalrat beraten, oder nehmen Sie juristische Hilfe in Anspruch! Oder werden Sie noch besser selbst Betriebsrat, der hat nämlich einen umfassenden Kündigungsschutz!

Die ersten 6 Wochen erhält der Arbeitnehmer Lohnfortzahlung (bei längerer Betriebsangehörigkeit länger), danach zahlt die Krankenkasse.

Bei einem Bewerbungsgespräch muss man, wenn der Arbeitgeber oder Betriebsarzt nach Krankheiten fragt, diese Frage wahrheitsgemäß beantworten, sonst riskiert man die spätere Kündigung. Wenn man die Wahrheit sagt, bekommt man vielleicht deswegen die Stelle nicht, hier muss jeder selbst entscheiden.

5. Schwerbehindertenausweis

Jeder monopolar oder bipolar Erkrankte kann bei der entsprechenden Behörde (in Niedersachsen das Landesamt für Soziales, Jugend und Familie) einen Schwerbehindertenausweis beantragen. Es wird dann ausführlich geprüft (kann mehrere Monate dauern), welcher Grad der Schwerbehinderung vorliegt. Dies wird in GdB (Grad der Behinderung) gemessen. Zum Beispiel erhält jemand nach einer längeren Episode, wenn schon andere Episoden voher vorgelegen haben, einen GdB von 50 %, wenn andere Phasen nicht vorgelegen haben, von 30 %.

Ein Schwerbehinderter kann nur mit Zustimmung des Schwerbehindertenamtes gekündigt werden, was der größte Vorteil sein dürfte. Nebenbei ergeben sich auch noch steuerliche Vorteile. Also keine falsche Scham, dieser Schritt lohnt sich (man kann den Ausweis auch jederzeit zurückgeben).

Ab einem Behinderungsgrad von 30 % kann man einen Gleichstellungsantrag beim Arbeitsamt stellen, das heißt, dass man denselben Kündigungsschutz hat wie ein Schwerbehinderter (= mehr als 50 % Behinderung).

6. Gestufte Wiedereingliederung

Eine gestufte Wiedereingliederung nach längerer Krankheit ist auf jeden Fall sinnvoll, sie kann sich bis zu 6 Monaten hinstrecken. Man kann zum Beispiel mit 2 oder 4 Stunden täglich anfangen zu arbeiten und dann nach einem mit dem Arzt und der Krankenkasse abgesprochenen Plan langsam mehr. Es muss ein Antrag beim Arbeitgeber und bei der Krankenkasse gestellt werden, was jedoch in der Regel kein Problem ist. Entweder teilen sich der Arbeitgeber und die Krankenkasse das Gehalt, oder die Krankenkasse zahlt allein.

Ich kann diesen sanften Einstieg in das Arbeitsleben nur empfehlen. Kein falscher Ehrgeiz, gleich wieder voll anzufangen!

7. Lohnfortzahlung/Berentung/Rehabilitation

Privat Versicherte sollten unbedingt darauf achten, sich mit einem Krankentagegeld für die Krankheit abzusichern (geschieht nicht automatisch), damit zu der Depression nicht auch noch finanzielle Sorgen kommen. In der Regel stehen einem mindestens 6 Wochen Lohnfortzahlung zu. Das Krankengeld der Krankenkasse wird maximal 18 Monate gezahlt, danach ist es sinnvoll, eine Rente auf Zeit zu beantragen. Auch dieses ist ein langsamer Prozess mit Gutachtern.

Auch wenn sehr viele und lange Phasen auftreten, ist über eine Berentung nachzudenken (durchschnittliches Rentenalter bei bipolaren Menschen siehe oben). Beamte behalten ihre Bezüge im Krankheitsfall ohne Begrenzung.

Bei sehr lang andauernder Phase und Restsymptomatik kann eine medizinische, soziale oder berufliche Rehabilitation durchgeführt werden. Eine medizinische Reha soll der Wiederherstellung der Arbeitsfähigkeit dienen und kann z. B. in einer psychosomatischen Klinik stattfinden.

Die berufliche Reha finanziert das Arbeitsamt. Sie soll bei schwierigen beruflichen Bedingungen die Wiedereingliederung in das Berufsleben ermöglichen.

Soziale Wiedereingliederungsmaßnahmen sollen zur Wiedereingliederung in das gesellschaftliche Leben führen, sie sind eher für permanent psychisch Kranke gedacht und eher weniger für phasische Erkrankungen.

Außerdem gibt es Rehabilitationseinrichtungen für psychisch Kranke (RPK), in denen die Patienten wohnen können und auf die soziale und berufliche Wiedereingliederung vorbereitet werden können.

Für alle diese Maßnahmen ist viel Zeit und Geduld erforderlich, bis die entsprechenden Anträge genehmigt werden.

Insgesamt ist das Thema Beruf und Depression ein schwieriges.

Es gilt in Zeiten, in denen man selbst stark eingeschränkt ist, den Arbeitsplatz und die Möglichkeit zu arbeiten zu erhalten. Es ist auch nötig, die eigenen Karrierepläne zurückstehen zu lassen, Karriere ist nicht alles, und die Möglichkeit, eine interessante Arbeit tun zu können, reicht aus. Der Kampf mit der Krankheit kostet zu viel Kraft, als dass man sich noch mit ehrgeizigen beruflichen Plänen belasten sollte.

10. Sucht: Depresssion und Abhängigkeit

Die Schönheit der Welt
hat zwei Schneiden,
die das Herz zerteilen.
Eine ist Gelächter,
die andere Seelenqual.
Virginia Woolf

Depression und Sucht liegen eng beieinander. Bestimmte Suchtmittel können depressiv machen (z. B. Alkohol und Kokain), und die Depression kann über die Selbstbehandlung der Angst zur Abhängigkeit führen. Insbesondere bipolare Menschen weisen eine deutlich höhere Abhängigkeitsrate als die Normalbevölkerung auf.

Suchtmittel wirken meist über Neurotransmitter, insbesondere das dopaminerge System, aber auch über das Serotonin, und greifen somit unmittelbar an den Zentren im Gehirn an, die auch für die Gefühle notwendig sind. Die chemischen Strukturen der Suchtmittel ähneln oft denen der Neurotransmitter. Alkohol z. B. hebt den Endorphin-Spiegel (Endorphin = Glückshormon).

Die Kombination aus Sucht und affektiver Psychose (= Depression und/oder Manie) erschwert die Behandlung erheblich. Ein Depressiver wird nach dem Probieren einer Droge schneller von ihr abhängig als ein normaler Mensch (bei normalen Menschen bei Zigaretten etwa 30 %, Alkohol 15 % und Heroin 25 %).

Es scheint eine genetische Disposition zu geben, die einen Menschen anfälliger für den Drogenkonsum macht.

Häufig ist es schwer zu eruieren, welche Erkrankung zuerst da war, die Depression oder die Sucht. Mit der Positronen-Emmissions-Tomografie (PET) können Veränderungen durch Drogen im Gehirn noch Jahre nach dem Absetzen nachgewiesen werden. Nach neueren Studien können Alkoholiker unter der Gabe von SSRI (Antidepressiva) besser entziehen. Suchtmittel bekämpfen häufig die Symptome der Depression, z. B. wirken

Alkohol und Heroin angstmindernd und Kokain wirkt antriebssteigernd. Die meisten Drogen verstärken die Suizidneigung.
Nach R. E. Meyer gibt es fünf mögliche Beziehungen zwischen Drogenmissbrauch und Depression, diese könnte eine
1. Ursache, 2. Folge, 3. ein Verstärker,
4. eine Begleiterscheinung, 5. ein Parallelsymptom
des Drogenmissbrauchs sein.
Entzugssyndrome von Drogen lösen häufig depressive Symptome aus.

Die Ursachen der Depression sind unbegreiflich, und wenn ich zur Angstlinderung Alkohol dazu trinke, weiß ich wenigstens, woher meine Beschwerden kommen, dies ist ein nicht zu unterschätzender Vorteil.
Durch die Betäubung kann ich mich einer unerträglichen Gefühlswelt der Depression entziehen und sie durch ein kleineres Übel ersetzen.
In jeder Sucht wird zudem eine selbstzerstörerische Komponente offensichtlich, sozusagen der Suizid auf Raten, der die häufig vorhandene Todessehnsucht des Depressiven ausdrückt.
Von Freud wird die Sucht als Ersatz für mangelnde Sexualbetätigung und Regression auf die orale Entwicklungsstufe mit der Unfähigkeit, orale Bedürfnisse aufzuschieben, gesehen.
Häufig werden im Verlauf einer Sucht immer höhere Dosen des Suchtmittels notwendig, da sich die Rezeptoren im Gehirn herunterregeln.

Die WHO (Weltgesundheitsorganisation) definiert die Sucht wie folgt:
1. Der überwältigende Wunsch oder Zwang, den Stoff weiter einzunehmen und ihn sich mit allen Mitteln zu beschaffen (Giftversklavung).
2. Die Tendenz, die Dosis zu steigern (Toleranz).
3. Eine psychische und gewöhnlich auch physische Abhängigkeit von den Effekten des Stoffes.
4. Ein Effekt, der für das Individuum und die Gesellschaft von hoher Gefahr ist.

Auf der anderen Seite gibt es auch positive Aspekte der Suchtmittel, sie können neue Erfahrungen vermitteln, „übersinnliche Erlebnisse" verschaffen und das Leben angenehmer machen. Nicht jeder, der Drogen benutzt, wird von ihnen abhängig. Drogen hat es in allen Kulturen der Welt, zum größten Teil gesellschaftlich anerkannt, gegeben.

Ich möchte die wichtigsten Suchtstoffe kurz besprechen, sofern sie in Bezug auf affektive Erkrankungen wichtig sind.

1. Alkohol
Kriterien für die Alkoholkrankheit sind Abhängigkeit und Schädlichkeit für die Person oder für die Gesellschaft.
Alkohol ist eine gesellschaftlich anerkannte Droge, nur wenige Menschen sind komplett abstinent (in der BRD ca. 6 %).
In Mitteleuropa sind 2–3 % der Menschen alkoholabhängig, Männer etwa 6-mal so häufig wie Frauen.
Der durchschnittliche jährliche Alkoholkonsum liegt in der BRD (West) bei 12 Litern reinen Alkohols pro Kopf!
Alkohol ist ein Psychopharmakon und wirkt insbesondere sedierend (beruhigend) und angstlösend. Wahrscheinlich wirkt Alkohol ähnlich wie die Benzodiazepine über die GABA-Rezeptoren. Außerdem steigert er den Endorphin-Spiegel („Glückshormon"). Die angstlösende Wirkung macht diese Droge für Depressive interessant.

Der Alkoholismus hat eine multifaktorielle Genese (= Ursache), die sich aus psychologischen, sozialen und genetischen Faktoren zusammensetzt.

Leichter (1–2 Gläser Wein oder 1 Flasche Bier pro Tag) Alkoholkonsum kann vor Herz- und Kreislaufkrankheiten schützen (Rotterdam-Studie).

Ab etwa 30 Gramm Alkohol bei Frauen (= 300 ml Wein, 600 ml Bier) und etwa 60–70 Gramm bei Männern (= 600 ml Wein, 1200 ml Bier) pro Tag macht der Alkohol multiple Organschäden:

1. Leberzirrhose mit Krampfadern in der Speiseröhre und Wasser im Bauch.
2. Bauchspeicheldrüsenentzündung.
3. Mund-, Speiseröhren- und Magenkrebs.
4. Kardiomyopathie = Schädigung des Herzmuskels.
5. Giftige Wirkung auf das Gehirn mit Wernicke-Encephalopathie, Demenz und Korsakoff-Syndrom (fortschreitender geistiger Abbau).
6. Schädigung der Hautnerven mit Gefühlsstörungen und Schmerzen.
7. Magen- und Zwölffingerdarmgeschwüre.
8. Epileptische Anfälle.
9. Schädigung des ungeborenen Kindes bei Schwangeren.

Die Behandlung des Äthylabusus ist schwierig und von einer hohen Rückfallrate gekennzeichnet. In der Regel wird zunächst eine stationäre körperliche Entgiftung durchgeführt, ggf. mit Behandlung eines Delirs. Wird nur dies gemacht, liegt die Rückfallquote bei 90–95 %. Daran schließt sich eine mehrwöchige Behandlung in einer Entzugsklinik an mit Psychotherapie, Psychoedukation, Entspannungsverfahren und Soziotherapie. Danach ist eine ambulante Teilnahme an einer Suchtgruppe, z. B. Anonyme Alkoholiker (AA) oder Guttempler, zu empfehlen. Außerdem ist ambulante Psychotherapie sinnvoll. Wenn eine depressive Komponente vorliegt, Therapie mit Antidepressiva. Nebenbei Behandlung der Organschäden, z. B. Ösophagusvarizenbending, Aszitespunktion, Behandlung der Herzschwäche.

Aus eigener Erfahrung kann ich sagen, dass Alkohol für Depressive nicht besonders attraktiv ist. Er kann zwar rasch Ängste beseitigen, aber auf Dauer verstärkt er eher die Depression. Auch das Gefühl, die Kontrolle zu verlieren, ist für einen Depressiven, der ohnehin von der Depression hin- und hergeworfen ist und keine richtige Kontrolle über sich hat, nicht sehr attraktiv. Alkohol ist kein sinnvoller Selbsttherapieversuch der Depression, sinnvoller ist es, im Notfall ein angstlösendes Medikament, z. B.

Tavor o. Ä. (Lorazepam), zu nehmen, das allerdings mindestens so schnell abhängig macht wie Alkohol, also vorsichtig anzuwenden ist.

2. Cannabis/Marihuana

Der Wirkstoff von Cannabis und Marihuana heißt Tetrahydrocannabinol und wird aus der Pflanze Cannabis indica gewonnen. Cannabis führt zu: Angstlösung, Stimmungshebung, Intensivierung der Sinneseindrücke, Verlangsamung der Zeit, Mundtrockenheit, Herzrasen, Appetitsteigerung und in hohen Dosen zu Halluzinationen. Cannabis wirkt demotivierend und depressiogen, ist bei Depressionen daher eher nicht sinnvoll, es sei denn, es handelt sich um agitierte Depressionen.

Cannabis kann schon bei gelegentlichem Gebrauch Psychosen auslösen. Da es in der Regel geraucht wird, kommen dazu die schädlichen Wirkungen des Tabakrauches (s. u.). Für Menschen mit Depressionen kann man nur sagen: Finger weg von Cannabis!

3. Nikotin

Nikotin ist neben Alkohol die am weitesten verbreitete Droge. Nikotin hat stimulierende, emotional ausgleichende, antriebssteigernde und beruhigende Wirkung und wirkt sehr schnell. In der BRD werden pro Jahr etwa 150 Milliarden Zigaretten konsumiert. In den westlichen Ländern rauchen 25–50 % der Erwachsenen, Männer mehr als Frauen, obwohl die Frauen aufzuholen beginnen. Die meisten Raucher sind psychisch und körperlich von der Droge abhängig, ein großer Anteil der „Probierer" wird abhängig, nur 25 % der Raucher schaffen im Laufe des Lebens, mit dem Rauchen aufzuhören.

Der Anteil der Raucher unter den Depressiven ist überdurchschnittlich hoch.

Paradoxerweise entsteht bei niedrigem Serotoninspiegel eine Lust auf Nikotin, das dann den Serotoninspiegel weiter senkt, was natürlich ein Teufelskreis ist.

Raucher haben eine um 8–10 Jahre verkürzte Lebenserwartung, für viele schwere innere Krankheiten ist Rauchen ein Risikofaktor: Herzinfarkt, Schlaganfall, Durchblutungsstörungen der Beine, chronisch obstruktive Lungenerkrankung, Lungenemphysem, Lungenkrebs und diverse andere

Krebsarten, Herabsetzung der Fruchtbarkeit, Schäden beim ungeborenen Kind.

Rauchen ist für einen großen Anteil der verfrühten Todesfälle in den Industrieländern verantwortlich.

Das Aufgeben des Rauchens gelingt am besten mit verhaltenstherapeutischen Programmen.

Interessanterweise gibt es einige Arbeiten (z. B.Glassman, A. H. et al., JAMA, s. u.), die zeigen, dass Menschen mit schweren Depressionen in der Vorgeschichte, wenn sie in gesundem Zustand mit dem Rauchen aufhören, ein erheblich erhöhtes Risiko eines Rückfalls in die Depression haben. Ist Nikotin also ein Phasenprophylaktikum?

Auf jeden Fall sollte ein Raucher mit Depressionen in der Vorgeschichte nur unter engmaschiger ärztlicher Kontrolle und Medikation einen Rauchbeendigungsversuch machen.

Aus eigener Erfahrung kann ich sagen, dass Nikotin kurzfristig aber gut gegen depressive Symptome wirkt (Antriebssteigerung und Stimmungsaufhellung). Ich hätte ohne das Rauchen manche Stunde nicht ausgehalten!

Ich habe einmal in einer gesunden Phase einen Absetzversuch gemacht, was zu einem „Beinahe"-Depressionsrezidiv geführt hat.

Während einer Depression ist es absolut unsinnig, sich das Rauchen abgewöhnen zu wollen, man frustriert sich damit nur selbst, weil der ausreichende Wille nicht da ist.

Auf der anderen Seite ist Rauchen natürlich der Selbstmord auf Raten (was ja in der Depression vielleicht manchmal erwünscht ist).

In diesem Konflikt muss jeder selbst entscheiden. Ich habe mich zurzeit für das Rauchen entschieden und stehe auch dazu.

4. Kokain

Kokain ist eines der am stärksten wirksamen Antidepressiva, hat nur leider den Nachteil, dass man einige Zeit nach dem Gebrauch in ein tiefes Loch fällt. Kokain ist ein Alkaloid, wird aus dem Kokablatt hergestellt (hauptsächlicher Anbau: Südamerika) und besitzt folgende Wirkungen: Stimmungsaufhellung, Leistungssteigerung, schlafbedürfnisreduzierend, appe-

titsenkend, libidosteigernd, euphorisierend. Auch Kokain kann Psychosen auslösen. Es wird durch Extraktion aus den Kokablättern gewonnen. Die ersten Kokasträucher kamen 1750 aus Südamerika nach Europa. Schon Sigmund Freud beschrieb die Droge in seinem Werk „Über Coca". 1903 befand sich in Coca-Cola 250 mg Kokain pro Liter, das später durch Koffein ersetzt wurde.100 mg reichen in der Regel für einen Rausch aus. Etwa ein Gramm ist für Erwachsene tödlich.
Kokain wirkt als Lokalanästhetikum, Abkömmlinge davon werden auch heute zur Lokalanästhesie verwendet. Kokain unterliegt dem BTM (= Betäubungsmittelgesetz).
Kokablätter können auch zusammen mit Kalk gekaut werden, wobei das Kokain zu einer nicht suchterregenden Substanz umgesetzt wird (dem Ekgonin) (nennt man Cocaismus im Gegensatz zum Cocainismus). Kokain wird meist geschnupft, kann aber auch intravenös gespritzt werden. Crack ist ein Abkömmling des Kokains, der noch schneller wirkt. Crack wird hauptsächlich geraucht. Kokain wird häufig mit Milchzucker gestreckt und ist oft verunreinigt. Die Gefahr der tödlichen Überdosis ist höher als beim Heroin.

Im Laufe der Sucht werden die Hocherlebnisse immer flacher und die dem Rausch folgenden depressiven Phasen immer tiefer. Kokain wirkt also initial antidepressiv, kann aber bei Dauergebrauch dauerhafte tiefe Depressionen auslösen.
Dies erklärt sich dadurch, dass Kokain auf den Dopamin-, Serotonin- und Noradrenalin-Stoffwechsel wirkt und den Corticotropin-releasing-Faktor verändert. (Das Hormon, das das Cortisol steuert.)
Die Neurotransmitter werden zu maximalem Output (Ausstoß) angeregt und erschöpfen sich mit der Zeit, was zum anfänglichen antidepressiven und später depressionsfördernden Effekt führt.
Kokain ist eine depressionsfördernde Droge und daher nichts für Depressive!

5. Ecstasy u. Ä.
Ecstasy, auch XTC, ist eine synthetische Droge und besteht hauptsächlich

aus MDMA, einer amphetaminähnlichen Substanz. Es wurde 1912 von der Firma Merk in Darmstadt entdeckt und wird seit den Achtzigern als Partydroge insbesondere im Bereich der Rave-und Acidhouse-Scene verwendet.

Es verursacht einen Serotonin- und Dopaminstoß und kann schon bei einmaliger Einnahme die Ausläufer der Hirnnervenzellen schädigen. Es führt zu einer Euphorisierung, zu dem Gefühl, alles im Griff zu haben, und kann zu Halluzinationen führen. Ähnlich wie bei Kokain kann danach ein „Loch" folgen. Die Dauerschäden können ähnlich wie bei Kokain sein. Schon ein einmaliges Einnehmen von Ecstasy kann zu bleibenden Psychosen führen, zum Teil auch noch Jahre danach. Also: Finger weg von Partydrogen, die psychiatrische Erkrankung wird durch sie nicht verbessert, sondern verschlechtert!

6. Opioide (Morphium, Heroin, Kodein)
Heroin ist ein Abkömmling des Morphiums und fällt unter das Betäubungsmittelgesetz (BTM). Der Preis auf dem Schwarzmarkt liegt bei 10–75 Euro für 0,1 Gramm. Heroin wurde von C. R. A. Wright 1874 zuerst entdeckt und danach in der Firma Bayer von F. Hoffmann 1897 synthetisiert. Der Stoff wurde zunächst als Hustenmittel verwendet, wofür er auch hochwirksam ist.

Opiate wirken im Körper über eigene Opioidrezeptoren. Erst später wurde die Suchttendenz erkannt. Als Droge wurde das Heroin ab 1910 bekannt, es kann intravenös gespritzt werden, mit allen entsprechenden Gefahren (Aids, Hepatitis, Herzlappenentzündung etc.), oder geraucht werden, aber auch über die Nase geschnieft werden.

Heroin wirkt eher euphorisierend, schlafffördernd, verstopfend, atemdepressiv, auf Dauer aber depressionsfördernd.

Der Zustand nach Heroin- oder Morphiumgebrauch soll einem buddhistischen Gleichmut mit positiv verfärbter Sicht auf die Wirklichkeit gleichen („glückliche Lustlosigkeit, süßes Nichtstun, vollkommene Bedürfnislosigkeit").

Die häufigste Todesursache beim Heroinkonsum ist der Atemstillstand, weitere Gefahren bestehen durch verunreinigten Stoff.

Der Entzug von Opiaten kann Depressionen erzeugen. Häufig wird eine Substitution mit Methadon (auch ein Opiat) durchgeführt. Reines Heroin verursacht (im Gegensatz zu Alkohol und Nikotin) keine Organschäden, auch bei Dauergebrauch, wenn es sauber gespritzt wird. Das Abhängigkeitspotenzial ist nicht so hoch, wie manchmal berichtet, dafür ist aber die Gefahr des sozialen Abstiegs und der Verwahrlosung unter anderem durch die Beschaffungskriminalität nicht zu unterschätzen.

Früher waren viele Ärzte Morphinisten und haben (wenn sie ihren Stoff bekamen) damit normal gearbeitet.

Gefährlich kann die Kombination von Opiaten mit Alkohol und Benzodiazepinen sein (Verstärkung der Atemdepression).

Insgesamt wirken Morphine sowohl bei der Gabe als auch im Entzug eher depressionsfördernd.

Entzugswillige werden mit Methadon, Psychotherapie und Psychoedukation behandelt.

Interessanterweise sind in den Anfängen der Psychiatrie Depressive mit Opium behandelt worden, um ihnen ihren Zustand erträglicher zu machen.

7. Benzodiazepine (Tranquilizer)

Benzodiazepine (z. B. Tavor/Lorazepam, Valium/Diazepam) gehören zu den am stärksten psychisch und körperlich abhängig machenden Medikamenten überhaupt, außerdem gehören sie in Deutschland zu den am meisten verordneten Medikamenten. Noch in dem Psychiatrielehrbuch von Tölle von 1985 wird über dieses Abhängigkeitspotenzial kaum berichtet, das heißt man hat die Gefahr relativ spät erkannt. Benzodiazepine wirken über die GABA-Rezeptoren im Gehirn (s. o.). Bereits nach wenigen Wochen einer Einnahme von Benzodiazepinen kann es zu einer körperlichen Abhängigkeit kommen. Beim plötzlichen Absetzen können schwere Entzugssyndrome entstehen, die zum Teil stärker sind als ein Heroinentzug. In meiner Klinik habe ich immer wieder ältere Patienten erlebt, die über längere Zeit zu Hause Benzodiazepine eingenommen haben und dies nicht angegeben haben. Das Medikament wurde deswegen im Krankenhaus nicht weitergegeben, also abrupt abgesetzt. Es kam, zum Teil erst nach einigen Tagen, zu schweren Entzugssyndromen, zum Teil psychotischer Art, manchmal war eine Einweisung in die Psychiatrie erforderlich. Bei Menschen, die über längere Zeit Benzodiazepine eingenommen haben, sollte der Entzug in der Klinik durchgeführt werden!

Benzos wirken stark angstlösend, weswegen sie trotz des Abhängigkeitspotenzials bei schweren Depressionen gegeben werden sollten, außerdem sedierend, beruhigend und schlaffördernd sowie muskelentspannend und gegen Krampfanfälle und atemdepressiv. Benzos sind bizyclische Verbindungen und unterliegen den Anhang zum BTM. Sie werden auch zur Prämedikation bei OPs eingesetzt sowie zur Kurznarkose, z. B. bei endoskopischen Eingriffen.

Bei angstbetonten Zuständen im Rahmen einer schweren Depression habe ich Benzodiazepine als sehr entlastend erlebt. Man sollte sich diese Hilfe nicht vorenthalten, auch die antisuizidale Wirkung ist nicht zu unterschätzen. Als Schlafmittel bei depressionsbedingten Schlafstörungen haben sie bei mir nicht sehr geholfen, hier wirkten wesentlich besser die atypischen Neuroleptika.

8. Koffein, Teein, Tryptophan
C-a-f-f-e-e
Trink nicht so viel Kaffee
Nicht für Kinder ist der Türkentrank
Schwächt die Nerven, macht dich blass und krank
Sei doch kein Muselmann
Der das nicht lassen kann

Dieses alte Lied macht den Kaffee bedeutend schlechter, als er ist!
Eine Tasse Kaffee enthält 50–100 mg Koffein, eine Tasse Tee 50 mg, eine Tasse Kakao 6 mg, eine Tafel Schokolade 15–90 mg, ein Liter Coca-Cola 60–120 mg, und Guarana enthält 24 g Koffein/100 g.
Koffein kann eine psychische Abhängigkeit machen und körperliche Entzugssymptome nach abruptem Absetzen. Körperliche Schädigungen macht es bei Gebrauch in üblichen Dosen nicht.

Herz- und Blutdruckkranke sollten mit dem Konsum vorsichtig sein, da Koffein den Blutdruck erhöht, ebenso Schwangere, da das Koffein vom Feten nicht richtig abgebaut werden kann und Missbildungen nicht auszuschließen sind.

Ungefilterter Kaffee erhöht den Cholesterinspiegel. Der Schimmelpilz Ochratoxin A, der manchmal an den Kaffeebohnen sein kann, ist im Tierversuch krebserregend.

Das Koffein wurde von F. Runge (nach einer Idee von J. W. v. Goethe!) aus dem Kaffee isoliert.

Koffein hat folgende Wirkungen:

Blutdruckerhöhung
Pulsanstieg
Bronchialerweiterung (Theophyllin als Abbauprodukt)
Harntreibend
Darmanregend
Calciumabbauend
Zentrale Wirkung (= Wirkung auf das Gehirn):
konzentrationssteigernd, wach machend, Unruhe erzeugend, stimmungsaufhellend, den Serotoninspiegel im Gehirn hebend.
Bei Überdosierung: Schlafstörungen, Reizbarkeit, Herzrasen.

Koffein besetzt im Körper die Adenosinrezeptoren und vermindert die beruhigende Wirkung des Adenosins (Aminosäure und Neurotransmitter).

Der Körper regelt die Rezeptoren bei hoch dosiertem Kaffeekonsum wieder nach, sodass eine Toleranz entstehen kann.

Kaffee hat keine Auswirkung auf die Flüssigkeitsbilanz, es sollte daher immer Wasser dazu getrunken werden.

In einigen Studien hat sich gezeigt, dass Tee und insbesondere grüner (nicht fermentierter) Tee bei regelmäßigem Konsum lebensverlängernd wirken kann. Tee wird aus den Blättern der Kameliensorte Camellia sinensis gewonnen und enthält Catechine, die das „böse" (LDL)-Cholesterin senken, und Polyphenole, die aggressive freie Radikale abfangen und so die Gefäße schützen.

In der Schokolade findet sich (neben Koffein) die Aminosäure Tryptophan, die im Körper in Serotonin umgebaut werden kann. Hierdurch kann eine stimmungsaufhellende Wirkung erklärt werden.

9. „Abhängigkeit" von anderen Psychopharmaka (z. B. Antidepressiva und Atypica)

Antidepressiva und Atypica machen offiziell nicht abhängig, dennoch gibt es beim Absetzen zum Teil erhebliche Symptome.

Sie können bestehen in Unruhe, Tachykardie (= schnellem Herzschlag), Schlafstörungen, Angst, Zittern und dem Wiederauftreten der ursprünglich behandelten Symptome, d. h. hier der Depression. Alle diese Medikamente sollten langsam „ausgeschlichen" werden.

Ich habe einmal nach abruptem Absetzen von Zyprexa (Olanzapin), weil ich die Gewichtszunahme nicht weiter tolerieren wollte, einen üblen Depressionsrückfall erlitten, der mich fast in das Krankenhaus befördert hätte. Die Symptomatik war genauso schlimm wie vor Beginn der Zyprexatherapie. Streng genommen muss man dies meines Erachtens auch als Abhängigkeit betrachten.

Die Symptomatik war jedoch so übel, dass ich lieber ein paar Kilo zunehme und vielleicht abhängig bin, als das noch mal zu erleben.

Mit dem Absetzen von Antidepressiva habe ich keine negativen Erfahrungen gemacht, ich hatte meist keine auffällige Symptomatik.

Zusammenfassend kann ich zur Sucht sagen, dass viele Substanzen, die in der Depressionstherapie eingesetzt werden und die als Versuch einer „Eigentherapie" von den Patienten eingesetzt werden, ein zum Teil erhebliches Suchtpotenzial haben. Für viele Medikamente gilt jedoch, die drohende Entzugssymptomatik ist weniger schlimm als die durch die Medikamente verbesserte unerträgliche Symptomatik der Depression. Benzodiazepine und Atypica sollten bei einer schweren Depression ausreichend gegeben werden (sie werden eher noch zu selten gegeben). Ich würde lieber nach der Depression einen Entzug durchstehen, als die lange Zeit der Depression „ungedämpft" zu überstehen! Dauerhafte Schäden (im Gegensatz zu Alkohol und Nikotin) machen diese Medikamente in der Regel nicht.

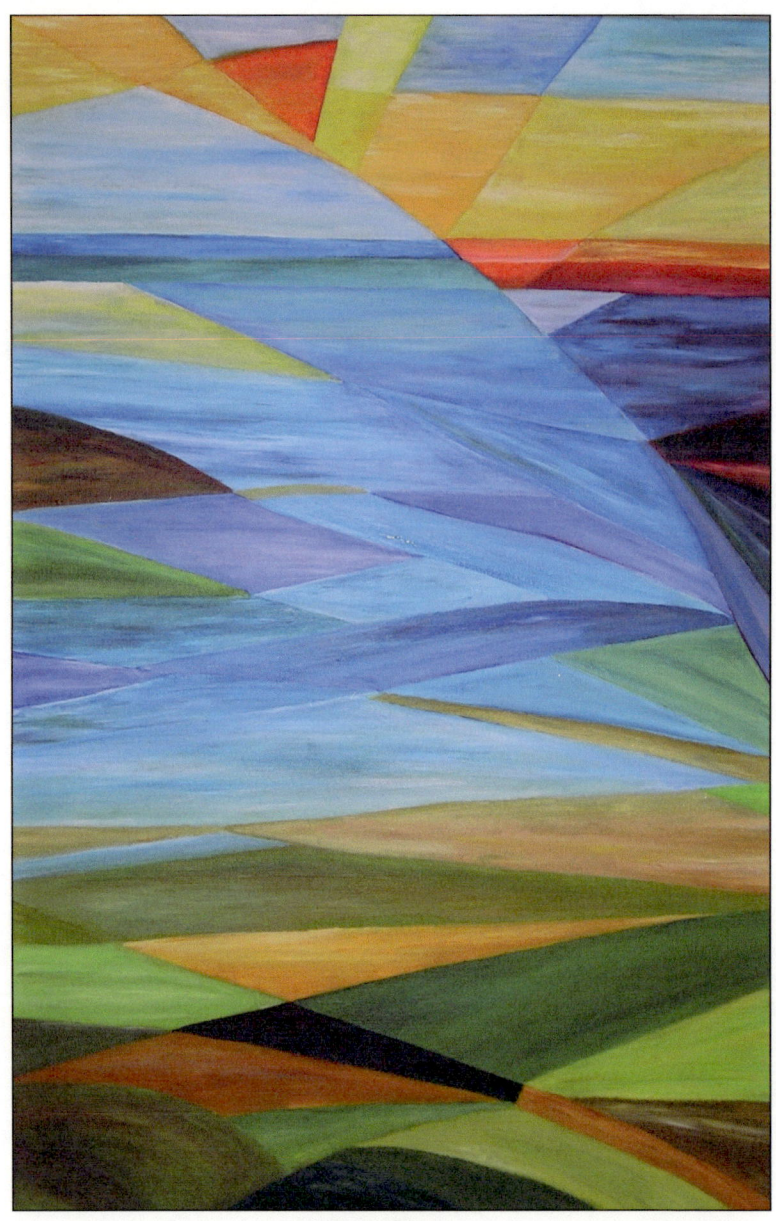

Britta Filipiak

11. Durchhalten: Meine letzte depressive Phase

Finger weg von meiner Paranoia, sie war mir immer lieb und teuer.
Nie ließ sie mich so kalt im Stich wie du.
Einer hält den Spaten und zwei schaun ihm beim Halten zu.
Sven Regener, Element of crime

Während ich dies schreibe, befinde ich mich (hoffentlich) am Ende einer Phase, die fast ein Jahr und vier Monate gedauert hat, etwa 450 Tage des Verharrens in der Depression, des Kampfes, der Geduld, der Rückschläge und der etwas besseren Tage. In 450 Tagen drei Monate gearbeitet, zwei Monate ganz und einen Monat halbtags. Zum größten Teil mehr schlecht als recht und mit dem frustrierenden Erlebnis, wieder aufhören zu müssen. Einen Monat habe ich in der Klinik verbracht. Die Erleichterung ist groß, dass das Leben wieder leichter geht, aber die Angst vor dem erneuten Rückfall ist noch groß, die Decke ist dünn, kleine Dinge können sie noch zerreißen.

Zwischen der am Anfang beschriebenen Phase 1993 und heute hatte ich zunächst 1994/1995 eine 10 Monate anhaltende Phase mit 2 Monaten Aufenthalt in einer Klinik in Hamburg und danach noch drei 5–6 Monate dauernde Phasen. Von 2000 bis Ende 2004 war ich beschwerdefrei, es haben sich allerdings schon regelmäßige subklinische Stimmungsschwankungen vor allem im Winter eingestellt. Es ging mir immer einige Tage gut bis sehr gut, und dann kamen einige Tage, an denen ich kaum noch arbeiten konnte. Dies ging ohne erkennbaren äußeren Anlass den ganzen Winter und Frühling durch, um dann im Frühsommer einer durchgehend normalen Stimmung Platz zu machen. Die schlechten Phasen waren nicht so schlecht, dass ich völlig aus dem Alltag gefallen wäre, aber das ständige Auf und Ab war sehr anstrengend.
Das Ganze fand statt unter einer Medikation mit zwei Phasenprophylaktika und zwei Antidepressiva. Nach knapp fünf Jahren Beschwerdefreiheit (jedenfalls von schweren depressiven Symptomen) habe ich leichtsinnig ohne

Rücksprache mit meinem Arzt beschlossen, das Carbamazepin und den SSRI abzusetzen. Wenige Wochen danach kam es zu einem Rückfall.

Die äußeren Fakten sind so: Im Oktober 2004 während eines kurzen Urlaubs haben mich innerhalb weniger Tage in einer Art, der ich nichts entgegenzusetzen hatte, die dunklen Geister wieder überfallen.
Ich habe anfangs sehr stark dagegen gekämpft, konnte aber schnell nicht mehr arbeiten, habe mich durch den Winter gequält.
Im Frühjahr gab es eine gewisse Aufhellung, zumindest tageweise. Ich habe daraufhin gleich wieder voll angefangen zu arbeiten und dies mehr schlecht als recht mit einer großen Kraftanstrengung zwei Monate durchgehalten.
Dann kam eine Situation nach einem kurzen Urlaub, in der ich in der Klinik allein verantwortlich war und entsprechend viele Dienste hatte. Ich habe eine Nacht überhaupt nicht geschlafen bei ohnehin massiven Schlafstörungen die ganze Zeit und am nächsten Tag den Dienst wieder quittiert, da ich einfach nicht mehr konnte. Im Juni 2005 habe ich mich noch für einige Wochen zu Hause vor allem mit einem ausgedehnten Sportprogramm über Wasser gehalten.
Im Juli waren meine Frau und meine Kinder für ein paar Tage weg, was mir den Rest gegeben hat. Ich habe meine Frau aus dem Kurzurlaub zurückgeholt und mich dann selbst in die psychiatrische Klinik in Hamburg-Harburg einweisen lassen.
Dort gab es eine intensive Behandlung und eine komplette Umstellung der Medikation. Es ging mir rasch zumindest phasenweise besser, die Wochenenden, die ich zu Hause verbringen konnte, waren die ersten schönen Momente seit Langem.
Es wurde die Diagnose einer Bipolar-2-Erkrankung gestellt (bisher phasische Depression) und die Therapie entsprechend umgesetzt, insbesondere wurde zusätzlich Lamotrigin gegeben und zur Besserung der Symptomatik zusätzlich Benzodiazepine und Atypika (siehe entsprechende Kapitel).
Ich wurde schon nach 5 Wochen entlassen mit guten Phasen, zuletzt aber immer noch sehr starken Stimmungsschwankungen. In einer guten Phase entschloss ich mich, im Oktober wieder anzufangen zu arbeiten, diesmal

halbtags. Ich habe dies 4 Wochen durchgehalten mit Schwankungen, aber auch mit Spaß und dem guten Gefühl, wieder dabei zu sein. Leider bin ich jedoch, als ich wieder voll arbeiten sollte, in ein Loch gefallen, sodass ich den Arbeitsversuch beenden musste.

Seitdem haben sich die Stimmungsschwankungen immer intensiver ausgestaltet, ich hatte etwa 3–4 schlechte Tage, die so schlecht waren, wie all die schlechten Tage vorher, und dann 4–6 Tage, die gut bis normal waren, z. T. sogar außergewöhnlich gut (hypomanisch?). Die Differenz zwischen diesen Tagen war atemberaubend, das ständige Auf und Ab extrem anstrengend. Es wurde die Verdachtsdiagnose eines Rapid Cycling gestellt und damit begonnen, die Antidepressiva zu reduzieren, da diese ein Rapid Cycling auslösen können.

In den Tagen, in denen ich dies schreibe (Anfang Januar 2006), habe ich zumindest an den guten Tagen und an den schlechten Tagen abends die Möglichkeit, an diesem Buch zu arbeiten, stehe aber noch mit ein und einem halben Bein in der Depression und habe inzwischen eine über ein Jahr dauernde depressive Phase hinter mir, und ein Ende ist noch nicht abzusehen.

So weit die äußeren Fakten. Ich möchte jetzt versuchen, mich dem Phänomen Depression anzunähern. Was fühle ich, wie ist mein Leben verändert, was macht die Depression aus?

Die Sprache ist gar nicht in der Lage, die Depression zu beschreiben, es kann sich immer nur um eine grobe Annäherung handeln.

Die Depression ist ein völlig anderer Aggregatzustand des Lebens, dass man sie auch als Erkrankter nicht lebendig beschreiben kann, wenn man nicht in einer akuten Phase ist. Wenn man aber in einer Phase ist, hat man so wenig Antrieb und Worte und ist emotional so ausgetrocknet, dass man sie auch nicht beschreiben kann.

Die Phase des Herausgeratens aus der Depression ist vielleicht der günstigste Zeitpunkt für einen Versuch.

Vor dem Versuch der Beschreibung möchte ich drei Dinge erwähnen, die für mich Zeichen sind, wie tief ich in der Depression bin, ein persönlicher Depressionsscore sozusagen.

Diese Dinge sind bei mir typische Marker der Depression:

1. Die Menge der täglich gerauchten Zigaretten verdoppelt bis ver-
    dreifacht sich und insbesondere der Zeitpunkt des Rauchens der
    ersten Zigarette, der in der Depression direkt nach dem Aufste-
    hen erfolgt (sonst 2–3 Stunden nach dem Aufstehen); außerdem
    das nächtliche Rauchen von Zigaretten. In gesunden Zeiten bin ich
    ein eher mäßiger Raucher (8–12 pro Tag).

2. Meine sexuellen Wünsche sowie Erektions- und Orgasmusfähig-
    keit. In leichteren depressiven Zuständen verschwinden zunächst
    jegliche Wünsche, danach kann sich in der schweren Depression
    eine komplette Impotenz einstellen, die natürlich zusätzlich belas-
    tend ist. (Hier sind natürlich auch Medikamentennebenwirkungen
    als Ursache möglich.)

3. Die Art, wie ich die Dinge mit den Augen sehe. Die Farben und
    das Wahrnehmen von ästhetischen Formen verblassen in der De-
    pression. Der Garten sieht grau aus statt grün und bunt. Wenn
    ich vor dem Haus sitze und mein Auto betrachte, sieht es hässlich
    aus, und nach Besserung der Depression finde ich es auf einmal
    chic. Ähnlich verhält es sich mit Gerüchen, auch diese verlieren in
    der Depression ihre Intensität, ihre Bedeutung.

Ich werde versuchen, die verschiedenen Bausteine der Depression, wie
sie sich für mich darstellt, zu beschreiben. Das mag etwas formal wirken,
aber die Depression ist so vielschichtig, dass man am besten versucht, die
einzelnen Anteile getrennt zu beschreiben.

1. Schlaf
Mein Schlaf ist regelmäßig von Anfang bis nach dem Ende der Phase gestört. Einschlafen kann ich meist noch ganz gut, ich wache dann aber
zwischen 3 und 5 Uhr auf. Die ersten Stunden des Tages sind dann häufig

die größte Qual. Dazu kommen sich immer wiederholende Albträume, die mich auch im Rest der Nacht aus dem Schlaf fahren lassen. Den verlorenen Schlaf mittags nachzuholen führt meistens zu einem Desaster, da selbst, wenn man nicht einschläft (was ich eigentlich nie kann), schon das Dösen dazu führt, dass es wieder zu einem kleinem Morgentief kommt, das allerdings nicht ganz so lange anhält wie morgens. Insgesamt führen diese Schlafstörungen nach einer gewissen Zeit zu einer körperlichen Erschöpfung, die die psychische Symptomatik verstärkt.

Ich habe mäßige Erfahrungen gemacht mit Benzodiazepinen als Schlafmittel, sie haben das frühmorgendliche Erwachen meist nicht verhindert. Wie ein Wundermittel hat bei mir Olanzapin geholfen. Nach der ersten Einnahme habe ich die erste Nacht seit Monaten durchgeschlafen und bin danach unter diesem Medikament nur noch ganz selten in der Nacht länger wach geblieben.

Als weiteres Problem kam das Schnarchen hinzu, bedingt durch die muskelentspannenden abendlichen Medikamente und die Gewichtszunahme (in gesunden Zeiten habe ich dies Problem nur selten). Es führte dazu, dass ich manchen Morgen allein in meinem Bett aufwachte, was mich in meiner depressiven Empfindlichkeit zum Teil sehr verletzt hat und zu einigen Streitereien mit meiner Frau geführt hat.

2. Die Zeit

Die Zeit ist in der Depression auf ganz merkwürdige Weise verändert. Die Minuten gehen zäh und langsam quälend dahin und gleichzeitig verrinnt die Zeit schnell und nutzlos. Es gibt kein normales Gestern und Morgen mehr, irgendwie hält die Zeitachse des Lebens an. Man scheint sich im zeitleeren Raum zu bewegen. Es ist ganz schwer, dieses Phänomen zu beschreiben. Der nächste Tag, die nächste Minute machen Angst, der Rhythmus des Lebens ist abgebrochen. In meiner Depression komme ich zu Terminen immer viel zu früh, da ich einerseits schon lang auf den Termin warte und andererseits Angst habe, ihn zu versäumen. Die Zeit dehnt sich endlos und grau vor mir aus, nur zusammengehalten durch einen äußeren Rhythmus (essen, spazieren gehen, schlafen, familiärer Rhythmus). Mein eigener

Taktgeber, der in gesunden Zeiten so selbstverständlich funktioniert, ist außer Kraft gesetzt. In irgendeiner Art muss die Depression den inneren Rhythmus verändern, ja beseitigen. Dadurch, dass es kein Morgen mehr gibt, entfällt der Sinn und der Grund weiterzuleben.

3. Angst

Die Angst in der Depression ist keine Angst vor etwas, sondern eine diffuse Angst. Ein Gefühl, das sehr körpernah ist, es kann einem die Kehle abschnüren, das Herz rasen machen, auf den Magen drücken. Man ist angespannt, obwohl es gar nichts gibt, wovor man Angst haben müsste. Die Angst ist bedrohlich und kann einen daran hindern, überhaupt noch irgendeiner Tätigkeit nachzugehen. Bei mir hat oft gegen die Angst die Anwesenheit von anderen Menschen geholfen, die Möglichkeit, jederzeit einen Arzt anrufen oder besuchen zu können. Bei leichter Angst haben mir Entspannungsverfahren geholfen und bei schwerer Angst Medikamente, am besten Benzodiazepine, z. B. Lorazepam (Tavor). Diese Medikamente haben jedoch leider ein hohes Abhängigkeitspotenzial, sodass sie nur für kurze Zeit gegeben werden sollten. Ich glaube aber, dass sie bei Angstzuständen im Rahmen von Depressionen eher zu selten gegeben werden. Ich denke, es ist besser, einmal eine Art Entzug durchzumachen, als wochen- oder monatelang unter, das Leben zur Hölle machenden, Angstzuständen zu leiden, ganz abgesehen von der Senkung der Selbstmordgefahr.

4. Isolation

Depression führt häufig zur Isolation. Ich habe selbst keinen Antrieb mehr und Angst davor, Kontakte aufrechtzuerhalten oder neu aufzubauen. Ich falle aus dem Berufsleben heraus mit allen sich um das Berufsleben herum befindlichen Kontakten.

Als Depressiver bin ich weitgehend darauf angiesen, dass andere den Kontakt zu mir halten, dass sie auch dann wiederkommen, wenn ich krankheitsbedingt abweisend gewesen bin, dass sie an meiner Stelle Geduld und Durchhaltevermögen haben. Froh und dankbar kann sein, wer solche

Freunde und Familienangehörige hat. In der Depression zeigt sich häufig, welche Freundschaften wirklich etwas wert sind.

Was man allerdings auch lernen muss, ist, die Kontakte auch zu begrenzen, wenn es einem zu viel wird. Es hat keinen Sinn und es kann geradezu ein Eigentor sein, sich zu irgendwelchen Treffen zu quälen. Solche Entscheidungen zu treffen ist allerdings für mich immer extrem schwierig. Vor Weihnachten war ich zum Beispiel zu einer Weihnachtsfeier meiner Klinik eingeladen und hatte gerade einen sehr schlechten Tag erwischt. Ich habe den ganzen Tag, geradezu mich blockierend, überlegt, ob ich hingehen soll. Sozusagen eine loose/loose Situation, egal wie ich mich entscheide, wenn ich hingehe, quäle ich mich möglicherweise durch den Abend, wenn ich nicht hingehe, mache ich im Kontakt zu meinen Kollegen noch einen weiteren Rückschritt. Ich bin schließlich nicht hingegangen, und das war eine sinnvolle Entscheidung.

Kraftakte, sich zu stark zu irgendwas zu zwingen, sind in der Depression häufig kontraproduktiv und Eigentore, sie können noch einmal mehr zurückwerfen. Dies kann anders aussehen in der Zeit der auslaufenden Depression, des Wiedereinstiegs in das Leben, hier können Kraftanstrengungen dann durchaus sinnvoll sein.

5. Antrieb

Manchmal ist es mir schwergefallen, morgens aus dem Bett zu kommen, ich habe mich mehrfach wieder hingelegt mit einem bleiernen Gefühl im ganzen Körper. Der Tag lag wie eine endlos erscheinende Wüste vor mir. Die Schwächung des Antriebs ist eines der wichtigsten und schwerwiegendsten Symptome der Depression. Der normale Fluss des Lebens ist unterbrochen. Schon kleine Dinge, über die man sonst gar nicht nachdenkt, die einfach von selbst laufen, werden zur unüberwindbaren Mauer. Einfach nur einkaufen zu gehen oder den Kindern etwas vorlesen oder abwaschen, alles Dinge, die plötzlich eine Willensanstrengung erfordern wie sonst ein Marathonlauf. Das Leben fließt zäh und langsam voran und wird ungemein anstrengend. Sogar das Essen kann zu einer Willensleistung werden, zu jedem Bissen musste ich mich manchmal zwingen.

Was zum Beispiel im normalen Berufsleben selbstverständlich ist, mehrere Dinge gleichzeitig zu machen, wird völlig unmöglich.

Auch die Gedanken werden träge, nur mit Mühe ist es möglich, sich auf etwas zu konzentrieren.

Das Gedächtnis, insbesondere das Kurzzeitgedächtnis, lässt nach. Ich habe oft lange dagesessen und habe erfolglos versucht, mich an irgendwelche Ereignisse zu erinnern. Ich habe oft morgens meine Frau gefragt, was denn in dem am Abend vorher gesehenen Krimi passiert ist, weil ich es einfach vergessen hatte und mich trotz aller Mühe nicht mehr daran erinnern konnte.

Insbesondere den Anfang einer Tätigkeit zu machen ist schwer. Hat man diesen Berg erst einmal überwunden, gehen zumindest mechanische Tätigkeiten etwas leichter.

6. Morgentief

Soweit ich mich erinnern kann, ist es mir immer morgens am schlechtesten gegangen. Am schlimmsten war die Zeit etwa 1–2 Stunden nach dem Aufwachen. Es gab auch danach eine fast immer typische Tagesrhythmik. Am späten Vormittag gab es eine leichte Aufhellung, zwischen 12 und 15 Uhr war es wieder deutlich schlechter, dann gab es eine Aufhellung bis ca. 18 Uhr, danach noch mal ein kleines Tief von 18–21 Uhr, und nach 21 Uhr abends wurde es nur noch besser. Abends konnte ich dann vieles wieder machen, manchmal sogar lesen oder Gitarre spielen. Dieser Rhythmus war zumindest in Zeiten schwererer Depression fast immer vorhanden. Ich habe oft versucht, gegen 16–17 Uhr Sport zu machen, damit die dadurch verursachte ca. 2-stündige Aufhellung bis in das Abendhoch reichte und somit der erträgliche Teil des Tages deutlich verlängert war.

Ich hatte oft das Gefühl, mich immer wieder im Laufe des Tages aufzurappeln, um dann am nächsten Morgen wieder mit der desaströsen Depression aufzuwachen. Dies ist auf die Dauer sehr anstrengend und zehrend. Liegt dieses Tagesgefälle daran, dass ich morgens noch den ganzen depressiven Tag vor mir habe und dass die Anzahl dieser Stunden im Tagesverlauf immer weniger wird? Ich glaube eher nicht. Oder gibt es hierfür eine biologische Ursache?

Die Tiefe des Morgentiefs richtet sich bei mir häufig nach dem Verlauf des vorangehenden Tages, es gibt auch nach einem tiefen Morgentief manchmal noch die Möglichkeit eines besseren Tages.

7. Tränen

In einigen Texten über Depressionen ist zu lesen, dass depressive Menschen meist nicht weinen können, weil die Gefühle herabgestimmt seien. Ich halte dies für falsch.

Ich habe mich oft in einem Zustand befunden, in dem schon Kleinigkeiten mich zum Weinen bringen konnten. Zumindest in den Zeiten, in denen ich in einer Klinik war, habe ich viel geweint und hierdurch auch eine gewisse Erleichterung empfunden. Zu Hause habe ich oft versucht mich zurückzuhalten, um meine Familie nicht noch mehr zu belasten. Manchmal habe ich den Beginn einer Phase schon einige Wochen vorher dadurch bemerkt, dass mir bei der Arbeit bei Kleinigkeiten oder spontan die Tränen in den Augen standen.

Vielleicht ist Weinen manchmal der einzige emotionale Ausdruck, der dem Depressiven bleibt. Diese Möglichkeit sollte daher auch unbedingt wahrgenommen werden.

8. Appetit

Der Appetit gestaltet sich bei mir im Verlauf einer depressiven Phase meist in zwei Abschnitten. Im Verlauf der ersten Wochen nehme ich bis zu 10 kg ab und habe kaum Lust zu essen, ja, muss mich zum Teil zum Essen regelrecht zwingen. Im Laufe der Zeit setzt dann die gegenteilige Entwicklung ein, wenn die Medikamente zu wirken beginnen. Ich nehme mindestens dieselbe Menge an Gewicht wieder zu und habe nicht genug Willen, eine Diät durchzuführen. Es wird auch immer wieder dazu geraten, während einer depressiven Phase keine strengen Diäten durchzuführen. Nach dem Ende der Phase pendelt sich mein Körpergewicht wieder auf das Normalniveau ein. Es gibt einige Medikamente, die besonders häufig mit einer Gewichtszunahme einhergehen, dies sind insbesondere Lithium, tricyclische Antidepressiva wie Amytyptilin, Mirtazapin (Remergil) und Olanzapin (Zyprexa), aber auch viele andere Psychopharmaka.

Die SAD (saisonal abhängige Depression) = „Winterdepression" soll besonders häufig mit vermehrtem Appetit und Gewichtszunahme einhergehen (und erhöhtem Schlafbedürfnis).

9.Geräuschempfindlichkeit
Die Depression geht bei mir mit einer erhöhten Geräuschempfindlichkeit einher. Sonst nur nebenbei wahrgenommene Geräusche gehen bis auf den Grund der Seele und werden bedrohlich, z. B. der Lärm einer Baustelle oder auch Kindergeschrei. Anscheinend ist der Gehörsinn auf Überempfindlichkeit eingestellt.

10. Änderungen des Alltagsrhythmus/Zwanghaftigkeit
In der Depression ist man überempfindlich gegen jede Änderung des Alltagsrhythmus, wobei es relativ wenig darauf ankommt, in welche Richtung diese geht. Zum Beispiel hat mich die Tatsache, im Bett auf der anderen Seite zu schlafen, zutiefst beunruhigt. Wenn ich aber deswegen wieder auf die ursprüngliche Seite zurückwechsle, beunruhigt mich dies genauso, das heißt die Änderung beunruhigt, egal in welche Richtung.
Wenn eine nahestehende Person wegfährt, beunruhigt mich das sehr. Normalerweise würde man sich freuen, wenn diese Person wiederkommt, aber bei der Depression ist es anders, es ist genauso beunruhigend, wenn die Person wiederkommt. Das macht das Leben natürlich sehr kompliziert.
Dazu kommt bei mir immer eine gewisse Zwanghaftigkeit, das heißt, wenn ich in gesunden Zeiten, wenn ich das Haus verlasse , einmal nachgucke, ob der Herd aus ist, tue ich dies in depressiven Zeiten 3- bis 5-mal, und Ähnliches.
Als meine Frau einmal aus naheliegenden Gründen unser Bett im Schlafzimmer umgestellt hat, konnte ich einige Tage schlecht schlafen, einfach weil es anders war als vorher.
Schon kleine Änderungen im gewohnten Rhythmus können beim Depressiven Angst hervorrufen.

11. Verarmungs- und Berentungswahn

Ich habe in depressiven Zeiten eine regelmäßig wiederkehrende Angst davor, zu verarmen, meine Familie nicht ernähren zu können. Dabei habe ich eine gute Krankenversicherung, die mir praktisch dasselbe Geld zahlt wie mein Arbeitgeber, dennoch ist diese diffuse Angst da.

Auf der anderen Seite denke ich oft, ich könnte nie wieder arbeiten, obwohl ich bis jetzt nach jeder depressiven Episode wieder arbeiten konnte. Ich bin aber überzeugt davon, dass dies diesmal nicht so sein wird.

12. Mittagsschlaf

Der Mittagsschlaf ist für mich immer ein großes Problem gewesen. Einerseits hatte ich nach durchstandenem Vormittag immer das Gefühl, mich zurückziehen zu müssen, für eine Stunde meine Ruhe zu haben. Außerdem macht meine Frau fast immer einen Mittagsschlaf, und ich bin in gesunden Zeiten ein ausgesprochener Freund der „Siesta".

Andererseits bin ich fast immer mit einem zweiten „Morgentief" aufgewacht, das mich 1–2 Stunden des Nachmittags gekostet hat. Anscheinend verursacht die mittägliche Ruhe, auch wenn man nicht schläft, etwas Ähnliches wie der Schlaf in der zweiten Nachthälfte. Ich habe mich dennoch aus Willenlosigkeit fast immer für den Mittagsschlaf entschieden, was mich aber hochgradig geärgert hat. In meiner letzten Phase habe ich die tägliche Lichttherapie in die Mittagszeit gelegt, ich hatte also etwas vor und bin auf diese Art und Weise dem Konflikt entgangen.

13. Unruhe, Getriebensein

Nach dem ersten Gedanken würde man denken , dass der Depressive tatenlos in der Ecke sitzt und des Tages harrt. Bei mir ist dies jedoch fast nie so gewesen, ich bin immer unruhig und rastlos durch die Gegend gewandelt, oft ohne viel zu tun. Es klingt paradox, aber der Depressive ist oft tatenlos und getrieben zugleich, er kann nicht viel machen, aber auch nicht still sitzen. Ich habe zuletzt für mich eine einigermaßen erträgliche Lösung dieses Gegensatzes gefunden, ich bin spazieren gegangen (ich lebe auf dem Land in einer sehr schönen Landschaft), 2- bis 3-mal am Tag, häufig

15–20 Kilometer pro Tag. Dies ist zwar keine produktive Tätigkeit, aber der depressive Zustand lässt sich für mich so etwas besser aushalten als im Haus. Manchmal hatte ich den Eindruck, dass die täglichen Strecken (natürlich immer die gleichen, siehe oben), die ich gegangen bin, schon ganz ausgelatscht von mir waren. Medikamente können diese Unruhe nach meiner Erfahrung nur begrenzt eindämmen. Was mir manchmal geholfen hat, sind Meditation und Entspannungsverfahren.

14. Körperliche Symptome, z. B. Herzrasen, Schwitzen, Magenschmerzen

Eine Depression geht oft mit körperlichen Beschwerden einher. Bei mir waren das Herzrasen, vermehrtes Schwitzen und Gelenkschmerzen, es können aber auch diverse andere Beschwerden, zum Beispiel Magen- und Herzschmerzen, und andere auftreten.

Ich hatte einen Ruhepuls, der 10–20 Schläge höher lag als mein normaler Ruhepuls, zum Teil war jeder 4.–5. Herzschlag ein Extraschlag, sodass mein Herz regelrecht gestolpert hat. Vermehrte Schwitzneigung habe ich während allen meinen Phasen gehabt. Während einer meiner ersten Phasen hatte ich für mich bedrohlich wirkende Knieschmerzen.

Welcher Teil der körperlichen Beschwerden durch die Depression bedingt ist und welcher Teil Medikamentennebenwirkung ist, ist im Einzelfall häufig schwer zu entscheiden.

15. Erhöhte Suggestibilität

Ein Depressiver ist anfällig, unkritisch zu reagieren, insbesondere, wenn ihm Chancen auf Besserung suggeriert werden. Ich habe zum Beispiel einmal während einer depressiven Phase an einer sogenannten „Gestalttherapie" teilgenommen, die eher sektenartigen Charakter hatte und in der Sex und Gewalt verherrlicht wurden. Ich dachte damals, das sei meine einzige Chance, aus der Depression herauszukommen, und konnte mich, gegen großen Widerstand des „Therapeuten" und der Gruppe, erst als es mir besser ging daraus lösen.

16. Erhöhte Empfindlichkeit in Auseinandersetzungen
Wenn ich depressiv bin, bin ich schnell gereizt und schnell persönlich
verletzt, was normale Auseinandersetzungen sehr erschwert.
Ein normaler Streit um die Sache ist kaum möglich, da ich mich ganz schnell
verletzt und persönlich angegriffen fühle. So wird es schwer möglich, kleine
Dinge zu klären, die belastend sind, was natürlich auf die Dauer zu einer
Belastung für jede Beziehung wird.

17. Wahrnehmungsstörungen
Dieses Phänomen ist schwer zu beschreiben, die Welt sieht irgendwie
anders aus, fühlt sich anders an. Dinge, die sonst normal sind oder Freude
bereiten, werden plötzlich bedrohlich. Die Veränderung der Jahreszeiten
erzeugt keine Freude, sondern ängstigt. Im Sommer ist eine Depression
besonders schwer zu ertragen, da dann der Gegensatz zwischen außen
und innen noch größer ist, der depressive Mensch aber nicht an der äußeren Wärme und Fülle teilhaben kann.

Ich habe versucht, die Symptomatik der Depression in verschiedene Anteile aufzusplitten, wobei das Ganze vielleicht etwas aus dem Blickfeld
gerät, aber die Depression ist eine so vielschichtige Krankheit, dass es nicht
anders möglich ist. Das Ganze ist sicher eine sehr persönliche Schilderung,
andere Menschen haben andere Symptome, jede Depression ist anders
und steht im Kontext mit der Lebenssituation, der Persönlichkeit und der
Vorgeschichte des Einzelnen.

12. Positives: Gibt es auch sinnhafte Seiten der Depression?

Jauchzet, frohlocket,
auf, preiset die Tage,
rühmet, was heute der Höchste getan,
lasset das Zagen, verbannet die Klage,
stimmet voll Jauchzen und Fröhlichkeit an.
J. S. Bach, Weihnachtsoratorium, BWV 248

Ich habe einmal während einer depressiven Phase ein Buch in die Hand bekommen mit dem Titel „Welchen Sinn macht Depression?".
Dieser Titel ist mir wie ein Hohn erschienen, die Antwort war für mich klar: keinen! Mit etwas Abstand lohnt es sich jedoch, über diese Frage nachzudenken. Auch wenn die Depression eine furchtbare Krankheit ist, gibt es doch auch einige Dinge, die das Durchstehen der depressiven Monate in meinem Leben positiv verändert haben.

1. Willen, Durchhaltevermögen
Die Depression trainiert ohne Zweifel den Willen und das Durchhaltevermögen. Ohne immer wieder trainierten Willen wäre es mir kaum möglich, die Depression durchzuhalten und währenddessen wenigstens einigermaßen aktiv zu bleiben. Um sich nicht zu erschöpfen, ist allerdings ein gesundes Mittelmaß zwischen sich Gehenlassen und Durchhaltewillen sinnvoll. Die Depression kann man mit Willen nicht bezwingen oder abkürzen, aber besser durchstehen. Gegen Ende einer depressiven Phase war mein Willen allerdings regelmäßig so geschwächt, dass ich einen Anstoß von außen brauchte, um wieder ins Leben zurückzukehren und wieder anzufangen zu arbeiten. Mein Zustand erschien mir dann oft schlechter, als er wirklich war. Ich habe die Besserung später bemerkt als meine Umgebung und mein Arzt. Ich brauchte den sprichwörtlichen „Tritt in den Hintern" und musste meinen Willen erst wieder aktivieren, bis ich gemerkt habe, dass ich mich jetzt selbst aus dem Sumpf ziehen konnte.

Gegen Anfang der Phase habe ich dagegen oft zu sehr mit verbissenem Willen gegen sie angekämpft, sodass ich nach einigen Wochen erschöpft war und der Depression nichts mehr entgegensetzen konnte. Schwierig, hier das Mittelmaß zu finden.

2. Dankbarkeit

Dankbarkeit ist im Strom des normalen Alltags oft schwer zu empfinden. Die Depression macht dagegen auf verschiedene Art und Weise dankbar und lässt insbesondere gegen Ende einer Phase das Gefühl der Dankbarkeit tief empfinden.

Das Gefühl, wieder in das normale Leben zurückzukehren, erzeugt eine kaum beschreibbare Dankbarkeit und Freude. Man ist erlöst von einem unerträglichen Zustand und kann nach Monaten des Ausharrens wieder im Strom des Lebens mitschwimmen. Ob die Dankbarkeit gegenüber Gott ist oder einfach so, ist jedem selbst überlassen.

Ich habe immer wieder eine große Dankbarkeit den Personen gegenüber entwickelt, ohne die ich diese Phasen nicht durchgestanden hätte. Sie haben mir immer wieder das Leben gerettet, was vielleicht etwas pathetisch klingt, aber so ist. Insbesondere waren diese Personen meine Frau und meine Kinder, aber auch meine Ärzte, meine Eltern, meine Freunde und Kollegen.

Auch in der tiefsten Dunkelheit ist man dankbar, den Tag überstanden zu haben.

Diese Dankbarkeit bleibt auch im normalen Leben weiter bestehen und zeigt mir oft, wie unwichtig viele Dinge sind, denen man im Alltag hinterherhastet. Insofern ändert die Depression die Einstellung zum Leben in positiver Art und Weise, trotzdem würde ich liebend gern auf sie verzichten!

3. Beziehungen

Eine Beziehung, die eine längere Depression übersteht, sei es eine Ehe oder eine freundschaftliche Beziehung, wird stabiler und tiefer. In der Depression kann sich zeigen, was eine Beziehung wirklich wert ist. Das gemeinsame Durchstehen dieser lebensbedrohlichen Situation, wenn es denn gelingt, kann die Beziehung in eine neue Stufe heben. Ich habe in meinen ersten Phasen öfter geglaubt, teilweise von wohlmeinenden Psychotherapeuten unterstüzt, dass ich mich nur von meiner Familie zu trennen bräuchte, um meinen Zustand zu bessern. Das war einfach der Versuch eines Kahlschlages, weil ich nicht mehr anders weiterwusste, und es war gut, dass ich es nicht getan habe. Auch die verstärkte Neigung zu radikalen Handlungen wie oben , aber auch die Teilnahme an Sekten, Glaubensrichtungen oder radikalen Psychotherapieformen kann Symptom einer Depression sein.

Es ist jedoch sinnvoll, während einer Depression keine lebensverändernden Entscheidungen zu fällen, das kann man, wenn es denn wirklich nötig ist, auch noch hinterher tun.

4.Kreativität

Häufig wird gesagt, dass an einer bipolaren Erkrankung leidende und monopolar depressive Menschen besonders kreativ sind. Hierfür spricht die große Anzahl an berühmten kreativen Menschen, die an diesen Erkrankungen leiden (siehe Anhang). Warum ist das so? Depression ist doch eigentlich eher das Gegenteil von Kreativität. Sicherlich ist jedoch nur ein kleiner Teil der Menschen mit affektiven Störungen übermäßig kreativ.

Ich glaube, die naheliegendste Erklärung ist, dass auch viele Depressive neben ihren Depressionen hypomanische oder sogar manische Phasen haben (Bipolar-1- und -2-Störung).

In diesen Phasen besteht sicherlich eine erhöhte Kreativität. Auch die existenziellen Erfahrungen, die während einer Depression gemacht werden, könnten eine Triebfeder für künstlerische Leistungen sein.

Wie sind meine eigenen Erfahrungen auf diesem Gebiet?

Ich habe meine Liebe zur Musik in und zwischen depressiven Phasen entdeckt. Vor meiner Erkrankung war ich nicht besonders musikalisch interessiert.

Im Laufe meiner Erkrankung habe ich das Hören und Machen von Musik Stück für Stück entdeckt, mir eine große Plattensammlung zugelegt und ein Instrument (wieder) angefangen zu spielen. Ich habe trotz depressiver Stimmung viele Konzerte besucht und täglich Musik gehört. Die Musik ist für mich oft ein Rettungsanker in schlechten Stunden gewesen. In der Musik liegt sehr viel Trost, auch für den Menschen, der sonst nicht mehr viel anderes machen kann.

Zusammenfassend zum Thema Kreativität und affektive Psychosen noch ein Zitat der manisch-depressiven amerikanischen Psychiaterin Kay Redfield Jamison:

„Although manic-depressive illness is much more common in writers and artists, than in the general population, it would be irresponsible to romanticize an extremly painful, destructive and lethal disease."

„Obwohl die manisch-depressive Krankheit häufiger bei Schriftstellern und Künstlern ist als in der Gesamtbevölkerung, wäre es unverantwortlich, eine extrem schmerzhafte, destruktive und tödliche Krankheit zu romantisieren."

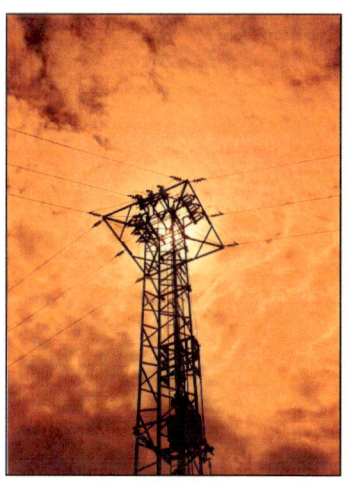

Snoopydad

13. Vergangenes: Kurze Geschichte der Depression

von Hippokrates über Kraepelin und Freud zu Angst

> *Manic depression touching my soul*
> *I know what I want*
> *but I just don't know*
> *how to go about getting it.*
> **Jimi Hendrix, Manic depression auf Are you experienced**

1. Hippokrates (460 v. Chr. bis 375 v. Chr.): Hippokrates stammt aus dem Geschlecht der Asklepiaden, das sich auf Asklepios zurückführte.
Er reiste als wandernder Arzt durch Griechenland und Kleinasien. Er gilt als Begründer der Medizin als Wissenschaft. Er entwickelte den Eid des Hippokrates, der noch heute für die ärztliche Ethik entscheidend ist. Er schrieb insgesamt 60 Abhandlungen, die als Corpus Hippokraticum bekannt wurden, und gründete eine Ärzteschule.

Über die Melancholie schrieb er das Werk „Über die heilige Krankheit". Die früher als Melancholie bezeichnete Krankheit wurde als Erstes von Hippokrates beschrieben. Die Heilkunde vertrat damals die Vier-Säfte-Lehre, nach der der Körper aus Schleim, Blut, gelber und schwarzer Galle bestand. Die Melancholie wurde als Übergewicht der schwarzen Galle (Titel!) gesehen. Hippokrates sah die Melancholie als Erkrankung des Gehirns. Seine Behandlungsmaßnahmen bestanden hauptsächlich aus Abführmaßnahmen, Aderlässen und Schröpfköpfen. Er gilt als Begründer der evidenzbasierten (= auf Studien und Wirkungsnachweisen beruhenden) Medizin, die heute in aller Munde ist.
Hippokrates betonte schon die Wichtigkeit der Hygiene, des analytischen Denkens und der ärztlichen Empathie (Einfühlsamkeit).

„Die Dinge mit der Krankheit, die man heilig nennt, stehen so: Ich glaube überhaupt nicht, dass diese Krankheit eine göttliche oder heiligere ist als an-

dere Krankheiten, sondern dass sie auch eine natürliche Ursache und einen natürlichen Grund hat … Darüber hinaus hat sie ihren Ursprung, wie andere Krankheiten auch, in der Erblichkeit …Verantwortlich für dieses Leiden ist das Gehirn, wie auch für andere schwere Erkrankungen …

Durch das Gehirn werden wir verrückt oder geraten in Rage, wir bekommen Ängste, die uns in der Nacht, aber auch tagsüber befallen, und Schlaflosigkeit … Alle diese Dinge erleiden wir durch das Gehirn, wenn es nicht gesund ist."

Zur Behandlung schlug er außerdem Alraune und Nieswurz vor, um das Säftegleichgewicht wieder in Ordnung zu bringen.

Insgesamt also (abgesehen von der Therapie) eine recht moderne Ansicht von der Melancholie.

2. Aristoteles, Platon, Sokrates

Aristoteles (348 v.Chr. bis 322 v. Chr.) war einer der größten Denker der abendländischen Geschichte. Aristoteles studierte 20 Jahre an Platons Akademie in Athen. Aristoteles vertrat im Gegensatz zu Platon das Konzept der Einzelwissenschaften. Er beeinflusste viele Denker im Römischen Reich, im Mittelalter und in der Neuzeit.

Er gründete in Athen eine philosophische Schule, nachdem er einige Zeit in Kleinasien gelebt hatte.

Sokrates war ein griechischer Denker (469 v. Chr. bis 399 v.Chr.), gilt als einer der wichtigsten griechischen Philosophen, von ihm sind keine eigenen Schriften überliefert, aber Schriften über ihn von Platon und Xenophon. Sokrates wurde wegen verderblichen Einflusses auf die Jugend zum Tod durch Gift verurteilt. Er vertrat in seiner Philosophie die innere Bewegtheit und die Liebe zur Weisheit und glaubte an den Gott von Delphi.

Plato (427 v. Chr. bis 347 v. Chr.) war ein griechischer Denker und gilt als einer der bedeutendsten Philosophen der Geschichte. Insbesondere sein Ideenlehre und seine politische Philosophie sind bekannt. Seine berühmteste Schrift ist die über das Höhlengleichnis.

„Einige Menschen sind von Geburt an in einer dunklen Höhle so festgebunden, dass sie immer nur auf die ihnen gegenüberliegende Höhlenwand blicken können, die lediglich durch einen über ihnen angebrachten Schlitz beleuchtet wird. Ein Stück entfernt von der Höhle, auf der Seite der Lichtöffnung, befinden sich, hinter einer niedrigen Mauer, andere Menschen. Hinter diesen Menschen brennt ein Feuer, vor dem sie – ähnlich Puppenspielern – Figuren von Lebewesen und Dingen an Stöcken über der Mauer halten und bewegen. Diese Gegenstände werfen – von hinten angeleuchtet durch das Feuer – flackernde, unscharfe Schatten durch den Lichtschlitz an die den Menschen in der Höhle gegenüberliegende Wand. Die Wahrnehmung der Welt außerhalb ihrer Höhle beschränkt sich für die an die Höhle gefesselten Menschen also auf unscharfe, flackernde Schatten von künstlich erzeugten Figuren von Lebewesen und Dingen, die ihnen gezeigt werden. Da sie nichts anderes wahrnehmen, halten die Menschen diese Schattenbilder für die wirklichen Dinge. Dies bleibt auch so, als einer von ihnen, der losgebunden wurde, von draußen in die Höhle zurückkehrt und den anderen über die wahren Verhältnisse Aufschluss zu geben versucht."

Aristoteles sah die Melancholie anders als Hippokrates als göttlichen Wahn, ähnlich wie Platon und Sokrates.
„Warum sind alle hervorragenden Männer offenbar Melancholiker gewesen? Und zwar einige in solchem Maße, dass sie sogar unter den von der schwarzen Galle verursachten Anfällen litten …"
Er beurteilte nicht das Gehirn, sondern eher das Herz als Sitz der Gefühle. Solange die Melancholie im Gleichgewicht sei, würde sie große Männer hervorbringen. Diese Ansichten wurden später in der Renaissance wieder aufgenommen.

3. Erasistratos von Julis (3. Jahrhundert v. Chr.)
Erasistratos führte die Unterscheidung von Groß- und Kleinhirn ein und empfahl zur Therapie der Melancholie eine recht moderne Mischung aus Nieswurz, Reisen, Gymnastik, Massagen und Kuren.

4. Rufus von Ephesos (I. Jahrhundert n. Chr.)

Rufus sagte, dass die Melancholie durch aufgestaute Sexualsekrete verursacht ist, die das Gehirn zersetzen (was etwas an Freud erinnert). Er empfahl Aderlässe, Aloe und ein heiliges Mittel aus verschiedenen Kräutern, z. B. Petersilie, weißer Pfeffer und Zimt u. a.

5. Aretaeus von Kappadokien (30–90 n. Chr.)

Aretaeus war der Erste, der das Alternieren von Depression und Manie beschrieb. Er ist somit der Erstbeschreiber der bipolaren Erkrankung. Er beschrieb die Melancholie wie folgt: „Die Symptome sind nicht undeutlich: Entweder sind sie (die Melancholiker) ruhig und missmutig, niedergeschlagen oder antriebslos; darüber hinaus können sie grundlos aufbrausend sein und ohne Anlass missmutig werden, schlaflos oder mit Panik aus dem Schlaf hochfahren ...".

Die Manie beschrieb er wie folgt: „Bei manchen tritt die Manie als Lustigkeit auf, sie lachen spielen, tanzen Tag und Nacht, sie flanieren auf dem Markt bisweilen mit Kränzen auf dem Kopf, als ob sie in einem Wettspiel als Sieger hervorgegangen wären; solche Patienten bereiten ihren Angehörigen keine Sorge. Andere aber rasten vor Zorn aus ..."

Aretaeus empfahl Brombeeren und Lauch und die Kraft der Liebe, außerdem machte er erste psychotherapeutische Versuche.

Außerdem unterschied er als Erster zwischen biologisch begründeter und reaktiver Depression.

6. Claudius Galen (129–199 n. Chr.)

Galen studierte Medizin in Kleinasien, war später in Pergamon und Rom tätig und wurde dort Leibarzt des Kaisers. Er versuchte die hippokratische Vier-Säfte-Lehre mit der dogmatischen alexandrinischen Medizin zu synthetisieren. Er führte Sektionen an Affen und Hunden durch. Der Name „Galenika" für allopathische Arzneimittel führt auf ihn zurück. Sein Einfluss führte weit in das Mittelalter hinein.

Auch Galen war der Ansicht, dass sexuelle Enthaltsamkeit eine der Ursachen der Depression sei. Er empfahl eine Mischung aus Rauke, Opium und Alraunwurzel.

Galen sah in der Melancholie eine Mischung aus Erkrankung des Gehirnes und äußeren Ursachen, er lehnte es aber ab, die Melancholie nur auf emotionale Faktoren zurückzuführen.

7. Mittelalter

Im Mittelalter änderte sich die Einstellung zur Melancholie stark: Die Melancholie wurde als göttliche Strafe für aktuelle und frühere Sünden gesehen.

Der Schwermütige galt als abgewandt von der göttlichen Liebe und als judasgleich. Diese Ansichten vertrat unter anderen Augustinus.

Die Melancholiker galten als hoffnungslose Fälle, die Schwerarbeit zur Reinigung leisten sollten.

Die Melancholie wurde „dämonisiert".

Auch die Erbsünde sollte mit der Melancholie zu tun haben. Die berühmte Nonne Hildegard von Bingen sagte: *„Als aber Adam sündigte, verwandelte sich die Galle in Bitterkeit und die Melancholie in die Schwärze der Gottlosigkeit."*

Die Depression wurde stigmatisiert, eine Tatsache, die sich bis in die Gegenwart teilweise fortsetzt.

8. Renaissance

In der Renaissance änderte sich das Bild von der Melancholie komplett, sie wurde jetzt verherrlicht. Es wurde modern, depressiv zu sein. Der Melancholiker wurde als wertvoller angesehen als andere Menschen. Die Melancholie wurde sogar als göttlich dargestellt. Die Melancholie sei die notwendige Voraussetzung des Schöpferischen. Als Therapie wurden Sport, Diät und Musik empfohlen. Der französische Philosoph Andreas du Laurens (s. u.) hielt die Melancholiker für die besseren und inspirierteren Menschen.

Jeder, der zu dieser Zeit etwas auf sich hielt, insbesondere in den oberen Schichten, musste melancholisch sein.

Therapeutisch wurden Nieswurz, Weißwein, Nelken und Lakritz verwandt.

Nieswurz ist eine in Wäldern wachsende Pflanze, die heute sehr selten ist und in Mittel- und Osteuropa wächst. Die Pflanze enthält herzwirksame Glykoside und Protoanemonin.
Sogar Gesunde hielten sich auf einmal für melancholisch. Der Schwermütige wurde mit Anerkennung und Mitgefühl überhäuft.

9 Robert Burton/Andreas du Laurens
Robert Burton lebte als Gelehrter und Geistlicher am Christ Church College in Oxford.
Robert Burton (1577–1640) schrieb sein ganzes Leben lang an seinem Monumentalwerk „The Anatomy of Melancholy". Er stellte hier die ganze Vielfältigkeit der Depression dar und plädierte für Geduld. „Wir können uns nur mit Langmut und Großherzigkeit wappnen, dem Unvermeidlichen die Stirn bieten und … die Heimsuchungen standhaft ertragen." An therapeutischen Maßnahmen empfahl er Wein, Tabak, Johanniskraut (!), Musik und Lustbarkeit, Weide, Löwenzahn und Tamariske. Er sah zum ersten Mal den Selbstmord als möglichen und erlaubten Ausweg an.
Andreas du Laurens brachte 1599 das Werk „Discourse of Melancholique diseases" heraus. Er bezeichnet die Melancholie als kalte trockene Verstimmung des Gehirns. Der Melancholiker könne auf sein eigenes Gehirn gucken, welches von schwarzer Galle getränkt ist.

10. 17. und 18. Jahrhundert
William Shakespeare (1554–1616) schildert die Melancholie in verschiedenen Dramen, insbesondere in der Person des Hamlet.

Im 17. und 18. Jahrhundert beschrieben Thomas Willis (1621–1675), Anne Charles Lorry (1726–1783) und Giovanni Battista Morgagni (1682–1771) sowie Robert James (1705–1776) den Zusammenhang von Depression und Manie im Langzeitverlauf.
Willis gilt als Begründer der Neuroanatomie, seine Hirnnervennummerierung ist noch heute gültig.

Vincenzo Chiarugi konnte zum ersten Mal pathologische Veränderungen im Gehirn feststellen.

Die Diskussion um die Melancholie wurde zunehmend naturwissenschaftlich fundiert.

René Descartes (1596–1650) stellte in seinem Werk „Die Leidenschaften der Seele" die Wechselwirkungen zwischen Körper und Seele dar.

Er begründete den Rationalismus und prägte das Wort „Cogito ergo sum = Ich denke, also bin ich". Er sah den Menschen als physiologische Maschine an. Er beschrieb einen „Gottesbeweis" und gewann neue Erkenntnisse in der Mathematik.

Nicholas Robinson entwickelte ein physiologisches „Fasermodell" der Melancholie und führte sie auf eine mangelnde Elastizität der Fasern zurück.

Hermann Boerhave entwickelte 1742 sein „Iatromechanisches Modell".

Er betrachtete den Menschen als beseelte Maschine.

Der Melancholiker wurde nicht mehr verherrlicht wie vorher, sondern galt als schwach und unfähig. Es wurden rabiate Methoden entwickelt, um ihn aus der Melancholie zu bekommen, wie z. B. Zufügen von Schmerzen oder Beinaheersäufen. Die protestantisch asketische Richtung Ende des 18. Jahrhunderts führte die Melancholie erstmals auf die Umstände der Gesellschaft und die Dekadenz der Gesellschaft zurück.

Immanuel Kant (1724–1804) hielt die Melancholie für edel, weil nur der Melancholiker das Gefühl für Erhabenheit entwickeln könne, auch wenn er sich in finsterer Schwermut hermen würde.

11. 19. Jahrhundert

C. Lange wandte als Erster das Lithium bei Depressionen an, seine Erkenntnisse wurden zunächst wieder vergessen.

Kierkegaard und Schopenhauer waren beide Liebhaber der Melancholie. Søren Kierkegaard (1813–1855) schrieb: *„In meiner großen Schwermut habe* *ich doch das Leben geliebt, denn ich habe meine Schwermut geliebt."* Er hielt die Mehrzahl der Menschen für schwermütig.

Arthur Schopenhauer (1788–1860) meinte, dass wahrhaft intelligente Menschen die bittere Wahrheit der Welt erkennen würden und depressiv werden müssten.

1851 beschrieb Jean-Pierre Falret im Pariser Ärzteblatt die „folie circulaire", das zirkuläre Irresein, das einen kontinuierlichen Zyklus von Depressionen und Manien beschreibt. Jules Baillarger (1809–1890) beschrieb 1854 das Konzept der „folie á double forme". Zwischen den beiden entbrannte ein Streit darüber, ob es zwischen den Episoden freie Intervalle gibt (Falret) oder nicht (Baillarger).

Im deutschsprachigen Bereich übernahm Karl Kahlbaum (1828–1899) die Theorien der Franzosen und benutzte als Erster den Begriff Zyklothymie.

Alle Krankheiten in ein Konzept zu bringen, war das Verdienst von Emil Kraepelin (1856–1926). Er unterschied das manisch-depressive Irresein mit Manie, Melancholie und Zyklothymie von der Dementia präcox (paranoide Krankheitsbilder) (1899). Sämtliche mit einer Veränderung der Stimmung einhergehende Krankheitsbilder wurden in das manisch-depressive Irresein eingegliedert. Kraepelin benutzte wahrscheinlich zum ersten Mal den Ausdruck Depression statt Melancholie. Er postulierte beschwerdefreie Phasen zwischen den Krankheitsphasen und vermutete einen genetischen Zusammenhang. Die endogene Depression als eigenständiges Krankheitsbild kam nicht vor. Kraepelin prägte mit seiner Einteilung die Psychiatrie des 20. Jahrhunderts.

12. 20. Jahrhundert
Eine weitere bahnbrechende Theorie, die das ganze 20. Jahrhundert beeinflusste, wurde von Sigmund Freud entwickelt. In seinem Manuskript „Melancholie" von 1895 und in seinem späteren Werk „Trauer und Melancholie" erklärt er die Ursachen von Manie und Depression. Die von ihm begründete Psychoanalyse sieht tiefe unbewusste Konflikte als Ursache von Depression und Manie. Die erste zusammenfassende psychoanalytische Abhandlung über die Melancholie schrieb jedoch Karl Abraham 1911.

Ursächlich für die Depression wird von beiden z. B. der Verlust des Liebe-
sobjektes, Zurückweisung durch die Mutter und Umkehr der Aggression
gegen sich selbst gesehen.

Zwei große Erklärungsversuche, der biologisch-einteilende von Kraepelin
und der psychologische von Freud und Abraham, standen sich also gegenüber und haben die ganze Diskussion des 20. Jahrhunderts in zum Teil
erbitterten Auseinandersetzungen geprägt. Erst gegen Ende des 20. Jahrhunderts fingen beide Richtungen langsam an, sich zu versöhnen. Zwischen
1920 und 1965 war die Hochzeit der Psychoanalyse, zwischen 1985 und
2000 die Hochzeit der biologischen Psychiatrie, 1965–1980 dominierte
die Sozialpsychiatrie (z. B. Klaus Dörner).

1933 wurde das Serotonin entdeckt, 1914 das Acetylcholin.

1948 (wieder-)entdeckte John F. J. Cade die Wirkung des Lithiums bei
Manien, 1954 wurde es von M. Schou in die Therapie und Prophylaxe
affektiver Erkrankungen eingeführt.

1949 hat Karl Kleist zum ersten Mal erbbiologisch zwischen bipolaren und
unipolaren Krankheiten unterschieden.

1952 veröffentlichte die American Psychiatric Association das Diagnostic
and statistical menual of mental disorders (DSM 1), das die Einteilung der
affektiven Erkrankungen in den nächsten Jahrzehnten prägen sollte. Die
Weiterentwicklung liegt heute als DSM 4 (siehe Anhang) vor. Eine weitere
häufig verwandte Einteilung heißt ICD 10.

1957 entdeckte der Schweizer R. Kuhn das erste Antidepressivum, das
Imipramin. Dieses war zunächst als Neuroleptikum vorgesehen.

Ebenfalls 1957 entdeckten die Psychiater Loomer, Sounders und Kline den
ersten MAO-Hemmer Iproniazid, der ursprünglich als Tuberkulosemittel
gedacht war.

1957 hat Leonhard eine neue Einteilung der affektiven Erkrankungen in reine Manie, reine Melancholie, manisch depressive Krankheit und zykloide Psychosen publiziert.

1966 setzte Lambert zum ersten Mal das Antiepileptikum Valproinsäure bei Manien ein.

1966 entstand durch Arbeiten von J. Angst und C. Perris das heutige Modell der bipolaren Erkrankungen und der monopolaren Depression.

1971 wurde das Antiepileptikum Carbamazepin zuerst von Takezaki und Hanaoka zur Behandlung der Manie eingesetzt.

1986 kam mit Citalopram der erste Serotonin-Wiederaufnahmehemmer auf den Markt, 1987 mit Fluoxetin der zweite. Durch die Entdeckung dieser Medikamente unter der dadurch entstehenden Serotoninhypothese von Manie und Depression war der Bruch zwischen Psychoanalyse und biologischer Psychiatrie endgültig.

Ende der 90er-Jahre wurde das Lamotrigin zur Prophylaxe von affektiven Erkrankungen eingesetzt.

Gegen Ende des Jahrtausends geht die Tendenz wieder mehr dahin, psychologische und biologische Sichtweisen in einem multifaktoriellen Bild der affektiven Psychose anzunähern, was sich auch in der anerkannten Kombinationstherapie aus Medikamenten und Psychotherapie zeigt. Die strenge Aufteilung zwischen endogener und reaktiver Depression wird zugunsten einer mehr nach der Stärke der Symptome ausgerichteten Einteilung aufgegeben.

14. Kreative Menschen mit sicherer oder wahrscheinlicher Depression und/oder Manie

(Auswahl)

Dichter:
Charles Baudelaire
William Blake
Paul Celan
Hart Crane
James Barrie
Victor Hugo
John Keats
Samuel Johnson
Henrik Ibsen
Alfred de Musset
Alexander Puschkin
Anne Sexton
Ezra Pound
Dylan Thomas
Eugen O'Neill
Malcolm Lowry
J. W. v. Goethe
T. S. Eliot
Friedrich Hölderlin
Heinrich von Kleist
Boris Pasternak
Sylvia Plath
Edgar Allan Poe
Torquato Tasso
Georg Trakl
Walt Whitman
Herman Melville

Honoré de Balsac
Hans-Christian Andersen
Joseph Konrad
Charles Dickens
William Faulkner
F. Scott Fitzgerald
Nikolai Gogol
Ernest Hemingway
Hermann Hesse
Maxim Gorki
Robert L. Stevenson
August Strindberg
Leo Tolstoi
Tennessee Williams
Emile Zola
Virginia Woolf
Rainer Maria Rilke
Juan Ramon Jimenez
Marc Twain

Komponisten und Musiker:
Hector Berlioz
Anton Bruckner
John Dowland
Georg Friedrich Händel
Otto Klemperer
Gustav Mahler
Modest Mussorgsky
Sergey Rachmaninoff
Robert Schumann
Peter Tschaikowsky
Charles Mingus
Charles Parker

Hugo Wolf
Peter Warlock
Gustav Holst
Cole Porter
Bud Powell
Jimi Hendrix
Nick Drake
James Taylor
Wolfgang Amadeus Mozart
Townes van Zandt
Sting
Kurt Cobain
Phil Spector
Axl Rose
Kristin Hersh
Robbie Williams

Maler:
Paul Gauguin
Vincent van Gogh
Michelangelo
Edvard Munch
Anders Zorn
Ernst Ludwik Kirchner
Edward Lear
Carl Hill
David Bomberg
Jules Pascin

Psychiater:
Kay Redfield Jamison
Piet C. Kuiper

Andere:
Winston Churchill
Willy Brandt
Th. Roosevelt
A. Lincoln
J. Adams
Vivian Leigh
Marilyn Monroe
T. A. Edison
Napoleon
Isaac Newton
Herakles

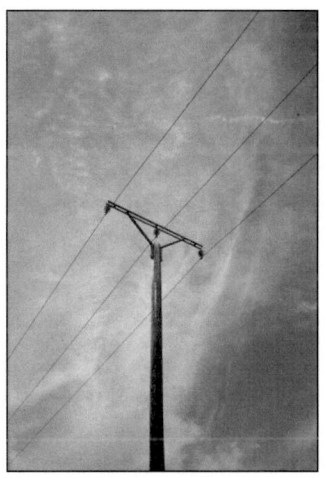

Snoopydad

15. Die konkrete Person: Nick Drake, kurze Lebensgeschichte eines depressiven Musikers

Three hours from sundown
Jeremy flies
hoping to keep
the sun from his eyes
east from the city
and down to the cave
in search of a master
in search of a slave
Nick Drake, Five leaves left

Nicholas Rodney, genannt Nick Drake, wurde am 19.06.1948 in Burma als Kind einer englischen Mittelklassefamilie geboren.

Sein Vater, Rodney Drake, der aus einer Medizinerfamilie kam, arbeitete für die Holzindustrie bei der Bombay-Burmah Trading Corporation. Der Teakholzhandel florierte damals. Seine Mutter Molly Drake war eine Hobby-Liedermacherin. Als Nick noch ein Baby war, siedelten sie nach Bombay um und später (1951) nach England. Nick Drake wuchs in Tanworth-in-Arden, einem Ort in der Nähe von Coventry, in einem bürgerlichen Einfamilienhaus auf. Das Haus war 1912 erbaut und hatte einen großen, typisch englischen Garten.

Der Vater arbeitete nun bei der Wolseley Engineering Company in Birmingham.

Nick Drake besuchte die Marlborough Public School und lernte das Spielen einiger Blasinstrumente sowie des Klaviers . Für 13 Pfund kaufte er sich seine erste Gitarre. In der Schule galt er als schüchtern und zurückhaltend, machte viel Sport und war einer der besten Sprinter, den die Schule je hatte.

In dieser Zeit wurden die Beatles, die Rolling Stones, die Animals, die *I was born to love no one*
No one to love me

Only the wind in the long green grass
The frost in a broken tree
I was made to love magic
All its wonder to know
But you all lost that magic
Many many years ago

I was made to love magic auf Time of no reply

Searchers und die Yardbirds bekannt. Es war eine Zeit des Umbruchs in der Rockmusik, was von Nick Drake aufmerksam verfolgt wurde.

Besonders bewunderte er, als diese noch nicht bekannt waren, Randy Newman, Tim Buckley, Van Morrison und John Martyn.

Nachdem er die Marlborough Schule beendet hatte, machte er mit dem alten Auto seiner Mutter und einigen Freunden eine Reise durch Südfrankreich mit einem Studienaufenthalt in Aix-en-Provence. Dort hat er wahrscheinlich seine ersten eigenen Lieder geschrieben und auf der Gitarre einer zum Teil größeren Zuhörerschaft vorgetragen.

Er bewunderte die französische Lebensart und das französische Chanson, z. B. Jaques Brel und Juliette Greco . Er begann eigene Lieder auf einem einfachen Kasettenrekorder aufzunehmen.

Nach der Rückkehr wurde er im Fitzwilliam College in Cambridge aufgenommen und studierte dort Englisch. Einen Abschluss hat er hier allerdings nicht gemacht, er beendete das College frühzeitig wegen seiner musikalischen Karriere.

Nick Drake gab den Sport auf, rauchte viel und probierte, wie damals unter Musikern üblich, viele Drogen aus.

Nachträglich wurde bekannt, das Drake sowohl zeitweise Heroin als auch LSD und Cannabis konsumiert hat.

Entdeckt wurde Nick Drake von Ashley Hutchings, dem Bassisten der damals führenden Folk-Gruppe Fairport Convention, damals noch mit Richard Thompson und Sandy Denny.

When the day is done
Down to earth sinks the sun
Along with everything that was lost and won
When the day is done

When the day is done auf Five leaves left

Seine erste Platte „Five leaves left" (Anspielung auf das fünftletzte Blättchen des Zigarettenpapiers, das auf das bevorstehende Ende hinweist) erschien im September 1969, produziert von Joe Boyd.

Sie enthielt berühmte Lieder wie „Time has told me", „Three hours", „Day is done" und „Cello song". Die Platte wurde von der Kritik bejubelt, aber kaum verkauft. Den Bass spielte Danny Thompson von der bekannten Folk-Gruppe The Pentangle.

Unter anderem lagen die schlechten Verkaufszahlen daran, dass Drake sehr selten live aufgetreten ist, da er sich vor Publikum unsicher fühlte und sehr schüchtern war. Einige Konzerte hat er im Vorprogramm von Fairport Convention gegeben.

In Cambridge hatte Drake seine ersten depressiven Phasen. Er gefiehl sich zunächst jedoch noch in der Rolle des melancholischen Sängers.

Er zeichnete sich durch eine hohe Sensibilität aus und hatte Angst vor den in seinen Liedern idealisierten Frauen. Möglicherweise war er homosexuell, hat dies jedoch öffentlich nie geäußert.

„Five leaves left" wurde mit dem Album „Astral weeks" von Van Morrison verglichen, das von vielen Kritikern für eins der wichtigsten Alben dieser Zeit gehalten wird.

Die Begleitmusik mit vielen Streichern wurde von Robert Kirby arrangiert, zum Teil in fast barocker Art und Weise. Aufgrund des Erfolgs dieses Albums gab er sein College-Studium auf und zog nach London, wollte von der Musik leben. Er lebte hier allein in einer einfachen, schlecht geheizten Wohnung.

Im November 1970 erschien Drakes zweite Platte „Bryter later" (hellere Zukunft). Das Album ist im Vergleich zum ersten jazzig angehaucht, die fast klassischen Streicher treten in den Hintergrund.

Auf der Platte spielten der Velvet-Underground-Gründer John Cale

Falling fast and falling free you look to find a friend
Falling fast and falling free this could just be the end
Falling fast you stop to touch and kiss the flowers that bend
And you're ready now
For the harvest breed

Harvest breed auf Bryter later

und Richard Thompson von Fairport Convention mit.
Sie war geprägt von einer sehr melancholischen Grundstimmung und enthielt Songs wie „Hazey Jane I", „Fly", Northern sky" und „Poor boy".
Produziert wurde die Platte von Joe Boyd.
Das Album wurde erneut gut von der Kritik besprochen, verkaufte sich aber mäßig.
Der Produzent Joe Boyd, der den sensiblen Künstler nach außen abgeschirmt hatte, ging in die USA, was Drake einen schweren Schlag versetzte.
Danach trat die erste schwere Depression auf. Nach langem Zögern lies er sich von einem Psychiater Antidepressiva verschreiben.
Für die nächsten drei Jahre befand er sich, abgesehen von kurzen Unterbrechungen, im Zustand der schweren Depression. Er saß stundenlang auf seinem Stuhl mit gefalteten Händen und starrte die Decke an.
Er zog zu seinen Eltern zurück. Darüber, welche Art der Depression er hatte, gibt es meines Wissens keine Informationen. Ein kürzerer Aufenthalt in einer psychiatrischen Klinik brachte keine Besserung.
Folgende Aussagen in dieser Phase sind überliefert (aus dem Englischen übersetzt):
„Ich wünschte, ich könnte jemanden treffen, der durch dasselbe durchgegangen ist wie ich."
„Ich kann es nicht bewältigen. Alle Abwehrkräfte sind dahin, alle Nerven liegen blank."

„Ich habe die ganze Zeit Musik im Kopf, aber ich kann sie nicht aufschreiben."

Nick Drake zog sich völlig zurück, hatte keine Kontakte mehr und verließ das Haus kaum noch.

In einer kurzen Pause der Depression nahm Drake wie besessen sein letztes zu Lebzeiten veröffentlichtes Album „Pink moon"

A black eyed dog he called at my door
A black eyed dog he called for more
A black eyed dog he knew my name
A black eyed dog he knew my name
A black eyed dog
A black eyed dog

Black eyed dog auf Time is no reply

(= „Mondfinsternis") auf.

Die Stücke waren nur mit Gitarre gespielt und in einem Durchgang aufgenommen. Der Produzent wollte sie weiter arrangieren, was Drake aber ablehnte. Nick Drake schaffte es nicht mehr, die Bänder selber bei Island-Records abzugeben, da er zu depressiv war. „Pink moon" ist das dunkelste und schwerste von Drakes Platten , was aufgrund seiner Entstehungsbedingungen naheliegt.

Nach dem Einspielen des Albums schlug die Depression umso stärker zu. Aus dieser Zeit ist folgende Antwort auf die Frage überliefert, warum er sich nicht selbst umbringe. **„Ich bin zu feige und habe nicht den Mut",** **sagte Drake.**

Noch ein letztes Mal ging Drake in das Studio und nahm vier Stücke auf, die später zusammen mit anderem Material auf der Platte „Time is no reply" veröffentlicht wurden.

Bei der Aufnahme dieser Lieder konnte er kaum noch sprechen, folgende Worte sind überliefert:

172

*„Ich kann nicht über Worte nachdenken, ich fühle keine Gefühle über irgendet-
was. Ich möchte nicht lachen oder weinen, ich fühle mich taub, innerlich tot."*
Nick versuchte kurzfristig eine Ausbildung zum Computerfachmann zu
machen und zog in der Hoffnung auf Besserung für einige Zeit nach Paris
und lebte auf einem Hausboot.
Am 25.11.1974 fand Molly Drake ihren Sohn tot in seinem Bett, auf dem
Plattenteller drehten sich die Brandenburgischen Konzerte von J. S. Bach.
Er starb an einer Überdosis Tryptizol, eines alten

*Who can know
The thougts of Mary Jane
Why she flies
Or goes out in the rain
Where she's been
And who she's seen
In the journey to the stars
Who can know
The reason for her smile
What are her dreams
When they've journeyed for a smile*

The thougts of Mary Jane auf Five leaves left

Antidepressivums. Unklar ist, ob es absichtlich oder versehentlich über-
dosiert wurde, ein Abschiedsbrief fand sich nicht. Sein letztes Buch war
„Der Mythos des Sisyphus" von Albert Camus, das er aus Frankreich
mitgebracht hatte. In diesem Buch dreht sich vieles um Selbstmord und
das Leben in einer absurden Welt. Insgesamt spricht somit mehr für einen
Suizid.
Erst nach seinem Tod erhielt der melancholische Sänger und Dichter Nick
Drake die ihm zustehende Anerkennung.
Er gilt als einer der bedeutendsten Singer-Songwriter der 60er- und 70er-
Jahre. Viele heute bekannte Künstler bezeichnen sein Schaffen als bedeu-

tungsvoll für ihr eigenes Werk. Elton John war der Erste, der Nick Drakes Songs coverte.

2000 benutzte die Firma Volkswagen den Song „Pink Moon " für einen Werbespot für den Golf Cabrio in den USA, was Drakes Bekanntheitsgrad weiter steigerte, aber unter den Fans natürlich eine fragwürdige Art des Ruhmes war.

1979 wurde die zuerst 3-, später 4-LP/CD-Box „Fruit tree" herausgegeben, in der die drei zu Lebzeiten erschienenen Platten enthalten waren sowie später die Platte Time of no Reply, auf der die

I saw it written and I saw it say
Pink moon its on its way
And none of you stands so tall
Pink moon gonna get ye all
And it's, yes it's a pink moon
Pink, pink, pink, pink
Pink, pink moon
Pink, pink, pink, pink
Pink moon

Pink moon vom Album Pink moon

kurz vor seinem Tod aufgenommenen Songs und 7 ältere Songs waren. Diese Veröffentlichung war der erste, postmortale, kommerzielle Erfolg von Drake.

1993 veröffentlichte die Zeitung „Times" eine Liste der 100 wichtigsten Rock-Alben aller Zeiten. Nick Drakes „Five Leaves Left" kam auf Platz 60.

2005 veröffentlichte die Musikzeitschrift „Rolling Stone" eine Liste der 500 besten Songs aller Zeiten. Nick Drakes „River Man" (von „Five Leaves Left") kam auf Platz 128.

Ebenfalls 2005 veröffentlichte der „Rolling Stone" die Liste der 500 wichtigsten Alben aller Zeiten. „Five Leaves Left" kam auf Platz 68, „Bryter Later" auf Platz 145 und „Pink Moon" auf Platz 368.

In der Liste der 100 größten Songs aller Zeiten der englischen Musikzeitschrift „Mojo" kam „River Man" auf Platz 42.
In der Musikzeitschrift „Melody Maker" (englisch) kam Drake in einer Liste der besten 100 Alben aller Zeiten mit „Pink Moon" auf Platz 48.
An diesen Platzierungen sieht man die große Bedeutung, die Drake auch heute noch für die Musikwelt hat.
Insbesondere wurden immer wieder das hohe gitarristische Können von Drake hervorgehoben, die meisten seiner Lieder spielte er in besonderen Gitarrenstimmungen, zum Beispiel DADGAD oder DGDGDG oder CFCFCF oder BBDGBE (normale Gitarrenstimmung

Strange face, with your eyes
So pale and sincere.
Underneath you know well
You have nothing to fear
For the dreams that came to you when so young
Told of a life
Where spring is sprung
You would seem so frail.

Cello Song, Five leaved left

EADGBE). Nahezu jeder Song war in einer anderen Stimmung, was besondere harmonische Effekte möglich machte. Drakes Können soll durchaus dem eines ausgebildeten klassischen Gitarristen entsprochen haben (er hatte aber nie Unterricht auf der Gitarre).
Folgende Künstler geben an, in ihrem Werk maßgeblich von Drake beeinflusst zu sein: Kate Bush, REM, Matt Johnson (The The), Mark Eitzel, Beth Orton, The Cardigans, Belle und Sebastian, The Cure, The Black Crowes, Jeff Buckley, Kathryn Williams, Eric Mathews, John Cunningham u. v. a.
1992 erschien das Tribute Album „Brittle days", auf dem verschiedene Künstler die Werke von Drake singen (leider vergriffen).

Die einzige Drake-Biografie von Patrick Humphries endet mit folgendem Satz:
„For whatever the truth about Nick Drakes death, it remains a tragedy – just as his legacy of extraordinary songs remains a triumph, and a joyful one at that."
Dem ist wenig hinzuzufügen.

In der Biografie von Nick Drake wird eindeutig nicht über manische Phasen berichtet, die eine oder andere hypomanische Phase (z. B. der Aufenthalt in Paris, die Aufnahme von „Pink moon") wäre jedoch vorstellbar. Depressive Phasen sind jedoch in schwerer Ausprägung vorhanden. Soweit dies aus dem zeitlichen Abstand überhaupt möglich ist zu beurteilen, hatte er also entweder eine monopolare Depression mit sehr langen Phasen bei depressiver Persönlichkeit oder eine Bipolar-2-Erkrankung, was aber weniger wahrscheinlich erscheint.

Für weitere Informationen sei die Biografie von Humphries, das vierteljährliche Fanzine „Pink Moon" und die unten angegebenen Internetadressen empfohlen.

Diskografie:
Five leaves left, 1969
Bryter later, 1970
Pink moon, 1972
Fruit tree, 1979/1986, 3-4-CD-Box
Time of no reply, 1987

Compilationen:
Heaven in a wild flower, 1985
Way to blue, 1994
Made to love magic, 2004
Tanworth-in-Aden, 1967/1968 (Bootleg)

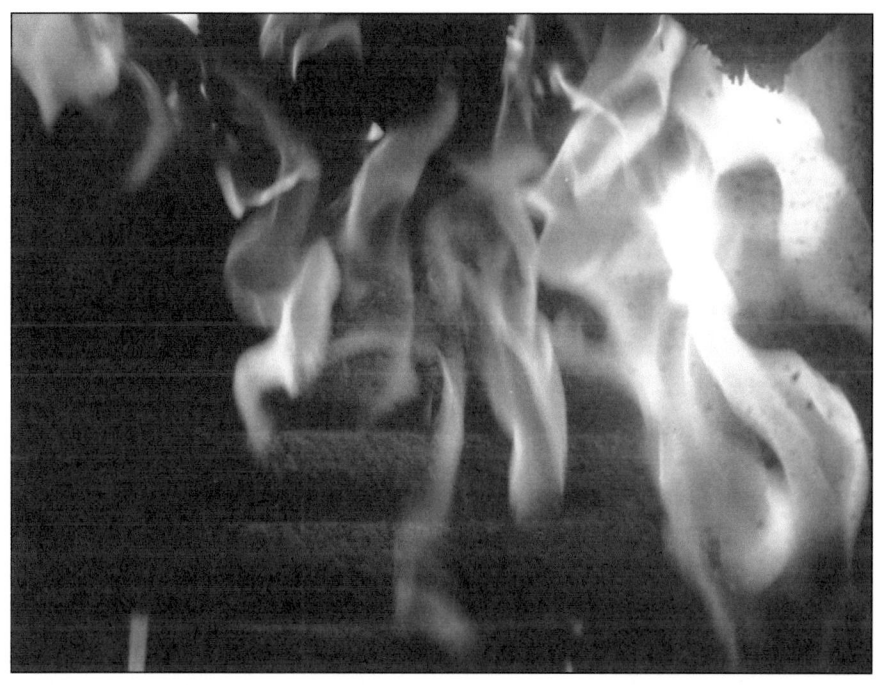

F. Gottesleben

16. Unterstützung: Depression aus der Sicht der Ehefrau

Wie reagiere ich als Angehöriger auf die depressive Entwicklung des Partners bis zur Diagnosestellung und zum Herausfallen aus dem Alltag?
Es ist wohl wie ein kurzer Schockzustand, ein Stillstand im Familienleben.
Man denkt, wie soll es nun weitergehen. Man kann doch nicht einfach so weiterleben, als wäre der Partner nicht erkrankt.
Und letztendlich bin ich darauf gekommen, dass der Alltag, auch mit zwei Kindern, unbedingt so weiterlaufen sollte.
Natürlich mit Rücksichtnahme auf den Partner, der sicherlich oft überfordert wird mit der Aktivität und Lebensfreude dreier gesunder Familienmitglieder.

Was wichtig ist, dass man vor den Kindern kein Versteck spielt, sondern aufklärt, was mit dem Vater los ist. Die Kinder sollen sich frei von Schuld fühlen. Unsere Kinder haben sehr genau gespürt, wie es ihrem Vater ging, sie haben so feine Antennen und drückten es mir gegenüber auch aus.
Bei Stimmungsbesserung spürten sie es natürlich auch und nutzten sofort wieder ihre Chancen, ihren Vater für sich zu gewinnen, was für meinen Mann sehr schön war.

Was hilft, das eigene seelische Gleichgewicht zu behalten?
Ich will nicht leugnen, dass es für mich viele schwache Tage gab, wo ich am liebsten alles hingeschmissen hätte. Aber ist das wirklich die einfachste Lösung?
Für mich gilt es, die Herausforderungen anzunehmen, nicht wegzulaufen. Schließlich liebe ich meinen Mann und versuche ihn zu unterstützen, so gut es geht.
Nur den eigenen Weg nicht aus den Augen verlieren, nicht dem Partner zu nahe kommen, nicht zu sehr mitleiden, sondern mitfühlen.

In manchen Situationen hätte ich mir eine neutrale Person als begleitende Seelsorge gewünscht, und zwar nur für mich, nicht mit meinem Mann zusammen.

Wie soll man über Empfindlichkeiten des Partners sprechen, wenn er dabei ist und sich dann sehr verletzt fühlen würde?

Ich habe es gescheut, weil mein Mann sich noch sichtbarer als Belastung vorgekommen wäre, wenn ich ja irgendwie seinetwegen einen Therapeuten oder Seelsorger aufgesucht hätte. Zum jetzigen Zeitpunkt kann ich nur jedem raten, sich Hilfe zu suchen.

Ich habe viele Kontakte und konnte mir viel Erleichterung durch verständnisvolle Gespräche mit Freunden verschaffen. Ich hatte aber auch das Gefühl, mit meinen Freunden etwas anderes erleben zu wollen und nicht meine häusliche Situation durchzusprechen.

Vieles habe ich dann mit mir selbst ausgemacht oder mit meiner Schwester, die ein sehr einfühlendes und stets positives Ohr für mich und die Situation hatte.

Ich habe viel meditiert, um mir die Geschwindigkeit des Alltags zu nehmen, vieles in ein anderes Licht zu rücken oder um einfach meine Probleme des Alltages „nach oben" zu schicken. Außerdem habe ich Unterstützung von einem Geistheiler gehabt, der sozusagen für uns gebetet hat. Diese Gebete haben mir immer viel Vertrauen geben können, dass alles seine Zeit und auch ein Ende hat.

In dieser Zeit der Herausforderung wird nichts ausgelassen. Man kommt immer wieder an Grenzen, die die Beziehung wie eine Bogensehne spannen lässt. Im Frühling und Sommer kann man sich mehr aus dem Weg gehen als in dem engen Winter.

Unsere Beziehung hat alle Jahreszeiten durchgemacht und hat meinem Mann und mir auch viele schöne Momente und intensive Erfahrungen bereitet, die wir wohl unter „normalen" Bedingungen so nicht erfahren hätten. Auch wenn man sich manchmal sehr warm anziehen musste, lohnt es sich durchzuhalten.

17. Was kann ich von meinem Psychiater erwarten?

Der graue Felsen lachte mich aus und tanzte unbeschwert wie ein
Rettungsring auf dem Wasser.
Ich wusste, wann ich besiegt war, ich kehrte um.
Sylvia Plath, Die Glasglocke

Als Depressiver Forderungen zu stellen oder an den, der einem hilft, Erwartungen zu haben, erscheint erst mal widersprüchlich. Dennoch darf man auch als Kranker Erwartungen haben und sollte sich einen Arzt suchen, der diese zumindest zum Teil erfüllt.
Ich habe versucht, diese Erwartungen in Schlagworten zusammenzustellen.

- Er (der Arzt) sollte den Patienten mit Würde und Respekt behandeln.
- Er sollte dem Patienten nicht nur wie einem Kranken, sondern auch wie einem Menschen begegnen.
- Er soll den Depressiven nicht mit dem Menschen verwechseln, der dieser sonst ist.
- Er soll beruhigend und angstnehmend wirken.
- Ein Arzt sollte möglichst während der ganzen depressiven Episode behandeln.
- Er sollte dem Patienten möglichst viele Fakten über seine Krankheit mitteilen.
- Er sollte die nötige Distanz zum Patienten bewahren, sich nicht mit dem Patienten „solidarisieren" und sich trotzdem intensiv um den Patienten kümmern.
- Er sollte den Patienten nach außen, z. B.gegenüber dem Arbeitgeber, so weit wie möglich abschirmen.
- Er sollte den Patienten motivieren, so aktiv wie möglich zu bleiben, ohne ihn zu überfordern.
- Er sollte auch alternative Therapieoptionen aufzeigen.
- Er sollte dem Patienten das Gefühl geben, dass er, egal wie lange die Depression dauert, zu ihm steht.

- Er sollte im Stadium der tiefen Depression nicht anfangen Konflikte aufzuarbeiten.
- Er sollte dem Patienten nicht raten, mit positivem Denken allein die Depression zu heilen.
- Er sollte zeigen, dass die Depression mit Willen allein nicht zu besiegen ist.
- Er sollte Sport und Meditation anraten.
- Er sollte eine den wissenschaftlichen Erkenntnissen entsprechende medikamentöse Therapie durchführen, über deren Nebenwirkungen er den Patienten aufklären sollte; er sollte mitteilen, dass Antidepressiva nicht sofort wirken, und die andauernde Medikamenteneinnahme (evtl. mithilfe der Angehörigen) überwachen.
- Er sollte den Patienten zumindest einmal pro Woche sehen, bei schlechtem Befinden zwei- bis dreimal. Es sollte rund um die Uhr einen Ansprechpartner, z. B. die Klinik, für den Patienten geben.
- Er sollte die Angehörigen/Freunde/Eltern in die Gespräche mit einbeziehen.
- Er sollte andere zusätzliche Therapieformen, z. B. Gruppentherapie, ermöglichen.
- Er sollte bei jeder Sitzung Suizidgedanken ansprechen.
- Er sollte den Patienten, falls nötig, rechtzeitig stationär einweisen.
- Wenn er meint, dass die Depression besser wird, sollte er dies dem Patienten mitteilen, denn dieser merkt das oft zunächst nicht.
- Er sollte alle Höhen und Tiefen im Verlauf der Erkrankung mitbegleiten und dem Patienten sagen, dass so ein Verlauf normal ist.
- Je mehr die Symptome rückläufig sind, desto mehr kann mit eigentlicher Psychotherapie begonnen werden.
- Er sollte versuchen, dem Patienten langsam wieder ein positives Selbstwert- und Lebensgefühl zu geben, ihm zeigen, dass er als Mensch genauso wertvoll ist wie jeder andere.

- Er sollte dem Patienten keine nicht einhaltbaren Versprechungen machen.

Kein Mensch ist perfekt und kein Arzt kann alle diese Wünsche erfüllen. Dennoch ist es wichtig, dass sie von Patientenseite aus geäußert werden. Im Übrigen kann auch eine gelegentliche Auseinandersetzung um die Sache mit dem Arzt antidepressiv wirken!

18. Verstand: Links, Bücher und Publikationen zum Weiterlesen

Bücher

U. Hegerl, D. Althaus, H. Reiners: Das Rätsel Depression, eine Krankheit wird entschlüsselt, C. H. Beck 2005

H. Reiners: Das heimatlose Ich, aus der Depression zurück ins Leben, Kösel 2002

G. B. Cassano, S. Zoli: Der Weg aus der Dunkelheit, Rowohlt 1996

F. Riemann: Grundformen der Angst, Ernst Reinhardt Verlag 1975

Martin Hautzinger: Depression, Hogrefe 1998
(Gute Darstellung der Psychotherapie der Depression)

P. C. Kuiper: Seelenfinsternis. Die Depression eines Psychiaters, S. Fischer 1988
(Eine der eindrucksvollsten Schilderungen von Patientenseite)

Patrick Humphries: Nick Drake, The biography, Bloomsbury 1997

Eberhard Bethge: Bonhoeffer, rororo 1979

Ursula Goldmann-Posch: Tagebuch einer Depression, Knaur 1985

V. Friebel, Widmar Puhl: Depressionen erkennen, vorbeugen, behandeln, Midena 1996

Silvia Plath: Die Glasglocke, Suhrkamp 1998

V. Rupprecht: SeelenGezeiten, die subjektive Seite der bipolaren Störung, Schattauer 2005

H. Hesse: Die Gedichte, Suhrkamp 1977

M. Hautzinger, N. Hoffmann (Hrsg): Depression und Umwelt, Otto Mueller Verlag 1979

A. Marneros et al.: Das neue Handbuch der bipolaren und depressiven Erkrankungen, Thieme 2004

H. J. Luderer: Himmelhoch jauchzend, zu Tode betrübt. Depression und Manie, Ursachen und Behandlung, Thieme 1994

E. J. Wormer: Bipolar – Leben mit extremen Emotionen, Depression und Manie, Knaur 2002

Peter Müller: Schlafentzug, erfolgreich gegen Depressionen, Psychiatrie Verlag 1995

R. Tölle: Psychiatrie, Springer 1985

K. Dörner, U. Plog: Irren ist menschlich, Psychiatrie Verlag 1992 (Sozialpsychiatrische Sichtweise der Depression)

Andrew Salomon: Saturns Schatten, die dunklen Welten der Depression, S. Fischer 2001
(Eines der besten und umfangreichsten Bücher über Depressionen)

Z. V. Segal: Mindfulness based cognitive therapy for depression

P. Wagner, P. Bräuning: Psychoedukation bei bipolaren Störungen, Schattauer 2004

J. Walden, H Grunze: Bipolar affektive Disorders, Etiology and treatment, Thieme 2004

S. Freud: Vorlesungen zur Einführung in die Psychoanalyse und neue Folge, Bd. I, S. Fischer 1975

S. Freud: Trauer und Melancholie, in: Ges. Werke, chron. geordnet, Bd. 10, S. Fischer, London 1969, 428–446

D. Hell: Welchen Sinn macht Depression?, rororo 1996

T. Bock: Achterbahn der Gefühle, Mit Manie und Depression leben lernen, Psychiatrieverlag 2004

M. Woltersdorf: Depression, verstehen und bewältigen, Springer 1995

B. Woggon: Ich kann nicht wollen, Berichte depressiver Patienten, Hans Huber Verlag 2002

Depression, Ein Ratgeber. Forum für seelische Gesundheit

R. Josuran, V. Hoehne, D. Hell: Mittendrin und nicht dabei, mit Depressionen leben lernen, Haffman 1999

P. C. Whybrow: A mood apart, a thinkers guide to emotion and its disorder, Picador 1999

F. F. Flach: Depression als Lebenschance, seelische Krisen und wie man sie nutzt, rororo 1992

R. Merkle: Wenn das Leben zur Last wird, PAL 1993

J. B. Mays: In den Fängen der schwarzen Hunde, mein Leben mit der Depression, Piper 1995

C. Dowling: Befreite Gefühle, neue Wege aus Depression, Angst und Abhängigkeit, S. Fischer 1994

W. Greil, N. Sassim, C. Ströbel-Sassim: Die manisch-depressive Krankheit, Therapie mit Carbamazepin, Thieme 1996

M. Schou: Lithium-Behandlung der manisch-depressiven Krankheit, Thieme 1991

M. Spitzer: Musik im Kopf. Hören, Musizieren und Erleben im neuronalen Netzwerk, Schattauer 2005

L. Trampert: Elektrisch – Jimi Hendrix, Piper-Schott 1994

H. Mankell: Tiefe, Zsolnay 2004

E. Hemingway: Schnee auf dem Kilimandscharo, rororo 1984

N. Hornby: 31 Songs, Kiepenheuer und Witsch 2003

M. Bergener: Depressionen im Alter, Steinkopff 1986

J. Belsky, J. Kelly: Was ist mit uns passiert? Wie das erste Kind die Beziehung verändert, Goldmann 1993

E. W. Beal, G. Hochmann: Wenn Scheidungskinder erwachsen sind, Krüger 1991

K. König: Angst und Persönlichkeit, Vandenhoeck und Ruprecht 1991

H. E. Richter: Eltern, Kind und Neurose, rororo 1989

M. Bergener (Hrsg.): Depressive Syndrome im Alter, Thieme 1989

W. Shakespeare: Hamlet, aus: Dramatische Werke, Diogenes, Zürich 1979

R. Welz: Epidemiologie psychischer Störungen im Alter, S. Roderer 1994

H. E. Richter: Umgang mit Angst, Econ 1993

A. Trökes: Das große Yogabuch, Gräfe und Unzer 2000

P. Konopka: Richtig Rennradfahren, BLV 1987

H. Dilling, S. Weyerer, R. Castell: Psychische Erkrankungen in der Bevölkerung, Enke 1984

Nick Drake: The Song Collection, Wiese, London/New York/Paris/Sydney/Copenhagen/Madrid

M. Steffny: Marathontraining, Krach 1985

Das Neue Testament: Übersetzung U. Wilkens, Benziger, Einsiedeln, Mohn 1977

Die Gute Nachricht, Altes und Neues Testament, Bibelstiftung Stuttgart

K. Hottenrott, M. Zülch: Ausdauertrainer Radsport, rororo 1998

K. Redfield Jamison: An unquiet mind, Picador 1996

Robert Burton: The Anatomy of Melancholie, 3 Bde., Hrsg. Faulkner TC et al., Oxford, Clarendon Press

Robert Burton: Anatomie der Schwermut, aus dem Englischen und mit einem Essay von Ulrich Horstmann, Frankfurt am Main 2003

Philippe Labro: Siebenmal fallen, achtmal wieder aufstehen, Herder 2005

Internet

www.dgbs.de Deutsche Gesellschaft für bipolare Störungen e. V.

www.kompetenznetz-depression.de

www.depression.de (Pharmaseite)

www.depression.ch (gute Schweizer Seite)

neleig@t-online.de (Hamburger Selbsthilfegruppe)

www.kasimone.de (Erfahrungsbericht)

www.antipsychiatrieverlag.de

www.depressionen-verstehen.de (Angehörige)

www.depri.net (Chat)

anhaltspunkte.vsbinfo.de (Schwerbehindertenrecht)

www.eaad.net (Europäische Allianz gegen Depression)

www.depression-do/de (Selbsthilfegruppe)

www.biologie.de/biowiki/Depression (Wikipedia)

www.medica.de (med. Messe)

www.denkepositiv.com ((Pharmaseite (Trevilor))

www.mednet-depression.de

www.schatten-und-licht.de (Selbsthilfe)

www.akdae.de/45/depression.pdf (Arzneimittelkommission)

www.bipolar-netzwerk.dgbs.de (DGBS)

www.uni-tübingen.de/uni/sii/abtkpps/br1.htm

www.lundbeck.de (Patientenbroschüre in mehreren Sprachen)

www.depressionunizh.ch

www.depression-therapie-forschung.de
www.neuro24/depression.htm
www.uni-duesseldorf/WWW/AWMF/II/051-023.htm
(Psychotherapie Evidenzbasierung)
www-uni-duesseldorf/WWW/AWMF/II/038-012.htm
(Leitlinien Depressiontherapie)
www.healingfromdepression.com
www.nami.org (amerik. Ges. für seelische Gesundheit)
www.frii.com/-parrot/bip.htm
Seite eines Betroffenen

www.bipolarworld.net
www.bipolarnetwork.org
www.bipolarchild.com
www.cabf.org (Ges. für bipolare Kinder)
www.uni-muenchen.de/psywifo/patienteninformation.htm
www.tu-dresden/medkpsyk
www.bpe-online.de (Bundesverband Psychiatrie-Erfahrener)
www.openthedoors.de (Bündnis für psychisch erkrankte Menschen)
www.enusp.org (Europäisches Netzwerk Psychiatrieerfahrener)
www.ect.org (Info zur Elektrokrampftherapie)
www.berliner-krisendienst.de
www.krisenzentrum-dortmund.de
www.BPSO.org (bipolare mailing Liste)
www.psychiatrie.de
www.irrsinnig-menschlich.de
www.schwarze-rose.de (Betroffenenseite)
www.bipolar-forum.de
www.bipol-music.de
www.change-of-moods.de (Selbsthilfegruppe)
www.pal-verlag.de
www.psychiatrie-aktuell.de
www.schlafmedizin.de

www.davita.de (Lichttherapie)
www.sanat.ch (Heilpflanzen)
www.telefonseelsorge.de
www.wissenschaft.de/wissen/news/259803.html (Koffein)
http://erowid.org/chemicals/caffeine (Koffein)
www.who.int/evidence (Weltgesundheitsorganisation)
www.verein-horizonte.de (Selbsthilfegruppe)
http://manic-depressive.de (DGBS)
http://de.wikipedia.org/wiki/manische_depression
www.musicline.de/de/artist/Drake/2CNick (Nick Drake)
http://www.gutenberg.net/1/0/8/0/10800/10800-h/10800-h.htm
(The Anatomy of melancholy von Burton im Volltext)
www.laut.de (Musikseite)
www.algonset.se/~iguana/DRAKE/DRAKE.html (Nick Drake)
www.dirtynelson.com/linen/feature/42drake.html (Nick Drake)
www.nickdrake.com

Publikationen

1   Su, K. P. et al.: Omega 3 fatty acids in major depressive disorder,
    A preliminary double-blind placebo controlled trial, Eur Neuro-
    psychpharmacol 13 (2003), 267–271
2   Stoll, A. L. et al.: Omega 3 fatty acids in bipolar disorder: A preli-
    minary, double-blind, placebo-controlled trial, Arch Gen Psychia-
    try 56 (1999), 407–412
3   Kuhs, H., Tölle, R.: Schlafentzug (Wachtherapie) als Antidepressi-
    vum, Fortschr Neurol Psychiatr, 1986, 54, 341–355
4   Terman, M., Terman, J. S., Quitkin, F. M.: Light therapy for seasonal
    affektive disorder, Neuropsychopharmacology, 1989, 2, 1–22
5   Frey, R., Schreinzer, D.: Klinischer Stellenwert der Elektrokrampft-
    herapie in der Depressionsbehandlung, Wien, med. Wochenschr.,
    1999, 149, 525–531
6   Höflich, G., Kasper, S., Hufnagel, A. et al.: Application of tran-

scranial magnetic stimulation in treatment of drug resistent major depression. A report of two cases, Hum Psychopharmacol, 1993, 8, 361–365

7 Gottesleben, F.: Depression und Sozialstruktur bei älteren Menschen, eine epidemiologische Feldstudie, Dissertation, Universität Göttingen 1993

8 DeRubeis, R. J., Gelfland, L. A.,Tang, T. Z., Sotzky, S. M.: Medication versus cognitive behaviour therapie for severely depressed outpatients, metaanalysis of four randomized comparisons, Am. J. Psychiatry, 156, 1007–1013

9 Crits-Cristoph, P. (1992): The efficacy of brief dynamic psychotherapy: A meta-analysis. Am. J. Psychiatry, 149, 151–158

10 Beutler, L. E. et al.: Predictors of differential response to cognitive, experiential and self directed psychotherapeutic procedures, J. Consult Clin. Psychol., 59, 333–340

11 Blanco, C., Lipsitz, J., Caligor, E.: Treatment of chronic depression with a 12 week-programm of interpersonal Psychotherapy, Am. J. Psychiat, 158, 371–375

12 Colom, F. et al.: A randomized trial on the efficacy of group psychoeducation in the prophylaxis of recurrences in bipolar patients who's disease is in remission, Arch. Gen. Psychiatry, 2003, 60, 402–407

13 Doris, A., Ebmeier, K., Shajahan, P.: Depressive Illness, Lancet, 354, 1369–1375

14 Kent, J. M.: SNaRIs, NaSSAs and NaRIs: New agents for the treatment of depression, Lancet, 355, 911–918

15 Spießl, H., Hübner-Liebermann, B., Hajak, G.: Volkskrankheit Depression, DMW 2006, 1/2, 35–40

16 Blair-West, G. W., Mellsop, G. W., Eyeson-Annan, M. L.: Downrating lifetime suicide risk in major depression, Acta Psychiatr Scand, 1997, 95, 259–263

17 Deutsche Gesellschaft für Psychiatrie, Psychotherapie und Nervenheilkunde (Hrsg.): Praxisleitlinien in Psychiatrie und Psychothe-

rapie, Band 5. Behandlungsleitlinie affektive Erkrankungen. Darmstadt, Steinkopf, 2000

18   Hegerl, U., Ziegeler, W.: Das Kompetenznetz Depression, Suizidalität. Psycho, 2000, 26, 315–342

19   Jakobi, F., Höfler, M., Meister, W., Wittchen, H. U.: Prävalenz, Erkennens- und Verschreibungsverhalten bei depressiven Syndromen, Nervenarzt, 2002, 73, 651–658

20   Bottlender, R., Jager, M., Strauss, A., Moller, H. J.: Suicidality in bipolar compared to unipolar depressed inpatients. Eur. Arch. Psychiatry Clin. Neurosci, 2000a, 250, 357–261

21   Baldessarini, R. J., Tondo Hennen, J. et al.: Lithium treatment and suicide risk in major affektive disorders: update and new findings, J. Clin. Psychiatry, 2003, 64, suppl., 44–52

22   Okuma, T.: Effects of Carbamazepin and Lithium on affective Disorders, Neuropsychobiology, 1993, 27, 138–145

23   Schou, M.: Lithium Prophylaxis, Myths and realities, Am. J. Psychiatry, 1989, 146, 573–576

24   Lambert, P. A., Carraz, G., Borselli, S., Bouchardy, M.: Le Dipropyl-Acetamid dans le traitment de la psychose maniaco-depressiv, L. éncephale, 1975, 1, 25–31

25   Kupfer, B. J., Frank, E., Perel, J. M. et al.: 5-Year outcome of maintenance therapies in recurrent depression. Arch. Gen. Psychiatry, 1992, 49, 769–773

26   Jamison, K. R.: Manic depressive illness and creativity, Sci. Am., 1995b, 272, 62–67

27   Carreno, T., Goodnick, P. J.: Creativity and mood disorder. In: Goodnick, P. J. Mania Clinical and research perspectives. Washington, London, American psychiatric press, 1998

28   Maj, M., Ariano, M. B., Arena, F. et al.: Plasma cortisol, Catecholamine and cyclic AMP-Levels, response to dexamethasone supression. A test of platelet MAO aktivity in Manic depressive patients. A longitudinal study. Neuropsychobiology, 1983, 11 (3),168–173

29 Maes, M., Meltzer, H.: The serotonin hypothesis of major depression. In: Bloom, F., Kupfer, D., eds, Psychopharmacology: The fourth generation of progress. New York, Raven Press 1995, 933–944

30 Honig, A., Barlett, J., Bouros, N.: Amino acid levels in depression, a preliminary investigation, J. Psychiatry research 1989, 22, 159–164

31 Zobel, A. W., Nickel, T., Kunzel, H. E. et al.: Effects of the high affinity corticotropin-releasing-hormonereceptor 1 antagonist R 121919 in major depression: the first 20 patients treated. J. Psychiatr. Res, 2000, 34 (3), 171–181

32 Bauer, M., Whybrow, P. C.: Thyroid hormone, neural tissue and mood modulation. World J. Biol. Psychiatry, 2002, 2, 59–69

33 Videbech, P., Ravnkilde, B., Kristensen, S. et al.: The danish PET/depression Project: poor verbal fluency performance despite normal prefrontal aktivation in patients with major depression. Psychiatry research-Neuroimaging, 2003, 123, 49–63

34 Dietrich, D. E., Bode, Spannhuth, C. W., Lau, T., Huber, T. J., Brodhun, B., Ludwig, H., Emrich, H. M.: Amantadine in depressive patients with borna disease virus (BDV) infektion: an open trial. Bipolar Disorders, 2000, 2, 65–70

35 Goodwin, F. K., Jamison, K. R.: Manic-depressive illness. New York, Oxford. Oxford University Press, 1990

36 Bode, L., Ludwig, H.: Borna disease virus infektion, a human mental health risk. Clin. Microbiol. Rev. 2003 Jul 16 (3), 534–545

37 Stone, M. H.: Healing the mind. A History of Psychiatry from antiquity to the present. New York, London. W. W. Norton, 1977

38 Marneros, A., Angst, J., Hrsg., Bipolar disorders: 100 years after manic-depressive insanity. Dodrecht; Boston, London: Kluver academic publishers, 2000

39 Bschor, T.: Antidepressive Behandlung, wenn der Therapieerfolg nicht ausreicht … DNP 2/03, 24–27

40 Kleist, K.: Die Streitfrage der akuten Paranoia. Ein Beitrag zur Kritik des manisch-depressiven Irreseins. Z. Ges. Neurol. Psychiat., Originalien, 1911, 5, 366–387

41 Kreapelin, E.: Psychiatrie, 6. Auflage

42 Walters, E. E., Neale, M. C., Eaves, L. J., Heath, A. C., Kessler, R. C., Kendler, K. S.: Bulimia nervosa and major depression: a study of common genetic and environmental factors. Psychol. Med., 1992, 22, 617–622

43 Folkerts, H.: Elektrokrampftherapie, dtsch. Ärztebl., 1995, 92, 230–236

44 Falret, J. P.: De la folie circulaire forme de maladie mentale caracterisee par l'alternative reguliere de la manie et de la melancolie. Bull Acad Natl Med (Paris), 1851

45 Baillarger, J.: De la folie a double forme. Ann. Med. Psychol., 1854, 6, 369–289

46 Kahlbaum, K.: Über cyclisches Irresein, Allg Z Psychiatrie, 1884, 40, 405–406

47 Cade, J. F. L.: Lithium salts in the treatment of psychotic excitement. Med. J. Aust, 1949, 36, 349–352

48 Takezaki, H., Hanoaka, M.: The use of carbamazepin in the control of manic depressiv states. J. Clin. Psychiatry, 1971, 13, 173–182

49 Meyer, R. E. (Hrsg.): Psychopathology and Addictive Disorder, New York, Guilford Press 1986

50 Glassman, A. H., Helzer, J. E., Covey, L. S., Cottle, L. B., Stetner, F., Tipp, J. E., Johnson, J.: Smoking, smoking cessation and major depression, JAMA, 1990, 264 (12), 1546–49

51 Neumeyer, J., Schmidt-Semisch, H.: Ecstasy-Design für die Seele? Lambertus, Freiburg 1997

52 de Ridder, M.: Heroin, vom Arzneimittel zur Droge, Frankfurt/Main, New York, Campus, 2000

53 Stöver, H., Prinzleve, M. (Hrsg.): Kokain und Crack; Pharmakodynamiken, Verbreitung und Hilfeangebote. Freiburg: Lambertus, 2004

54 Boyce, D.: Depression, Manic Depression and Mr. N. R. Drake, Pink moon, 11, July 1997

55 Edwards, J. G.: Drug choice in Depression. Selective serotonin

reuptake inhibitors or tricyxclic antidepressants? CNS Drugs, 1995, 4, 141–159

56 Herberg, K. W.: Antidepressiva und Verkehrssicherheit. Fortschr. Neurol. Psychiat., 1194, 62 (Sonderheft 1), 24–28

57 Linnoila, M.: Psychotropic medications and traffic safety. J. Clin. Psychopharmacol 1992, 12/6, 284–385

58 Anderson, I. M., Tomenson, B. M.: The efficacy of selective serotonin reuptake inhibitors in depression: a meta-analysis of studies against tricyclic antidepressants. J. Psychopharmacol, 1994, 8, 238–249

59 Angst, J., Amrein, R., Stabl, M.: Moclobemide and tricyclic antidepressants in servere depression: meta analysis and prospective studies. J. Clin. Psychopharmacol 1995, 15 (Suppl 2), 16 S–23 S

60 Clerc, G. E., Ruimy, P., Verdeau-Paillés, J. for the Venlafaxin French Inpatient Study Group: A double blind comparison of venlafaxine and fluoxetine in patients hospitalized for major depression and melancholia. Int. Clin. Psychopharmacol, 1994, 9, 139–143

61 Hamilton, M.: A rating scale for Depression. J. Neurol. Neurosurg. Psychiatry, 1960, 23, 56–62

62 Mirin, S. M., Weiss, R. D.: Affective illness in substance abusers. Psychiatr. Clin. North Am., 1986, 9, 503–514

63 Beck, A. T.: Beck hopelessness Scale. The Psychological Coopertion, 1988

64 Beck, A. T., Ward, C., Mendelson, M.: Beck Depression Inventory (BDI) Arch. Gen. Psychiatry, 1961, 4, 561–517

65 Ambrosini, P. J., Bianchi, M. D., Rabinowich, H., Undie, A.: Concurrent validity and psychometric properties of the Beck Depression Inventory in outpatient adolescents. J. Am. Acad Adolesc Psychiatry, 1991, 30, 51–57

66 Forth, W., Adam, O.: Coffein. Umgang mit einem Genussmittel, das auch pharmakologische Wirkungen entfalten kann. Deutsches Ärzteblatt 43, 2001, Seite 2816 (A), 2412 (B), 2242 (C)

67 Szasz, T.: Das psychiatrische Testament. Berlin, Antipsychiatriever-lag 1987

68 Wullweber, H.: The psychiatric will oder das psychiatrische Testament, in: Recht und Psychiatrie, 3. Jg., 1, 15–18

69 Kopetzki, C.: Unterbringungsrecht, Band 2 (Materielles Recht, Verfahren und Vollzug), Wien/New York, Springer Verlag 1995, 848–851

70 Goodwin, G. M., for the consensus group of the British Association for Psychopharmakoloy: evidence based guidlines for the treatment of bipolar disorder recommendations from BAP, Journal of Psychopharmacology, 17 (2), (2003),149–173

71 Angst, J., Gamma, A., Benazzi, F., Ajdacic, V., Eich, D., Rossler, W., Toward: a redefinition of subthreshold bipolarity, epidemiology and proposed criteria for bipolar-2, minor bipolar disorders and hypomania. J. Affect Disorders 2003, Jan 73 (1–2), 144–146

72 Angst, J.: Comorbidity in mood disorders: a longitudinal prospective study. Br. J. Psychiatry, suppl., 1996, Jun (30), 31–37

73 Goldberg, J. F., Whiteside, J. E.: The association between substance abuse and antidepressant induced mania in bipolar disorder: a preliminary study. J. Clin. Psychiatry 2002, sept, 63 (9), 791–795

74 Müller-Örlinghausen, B.: Arguments for the specifity of the ansuicidal effekt of lithium. Eur. Arch. Psychiatry Clin. Neurosci, 2001, 251 Suppl. 2: II72-5

75 Baldessarini et al.: Treatment in bipolar disorder. Arch. Gen. Psychiatry 2000, 57, 490–492

76 American Psychiatric Association: Practice guidlines for the treatment of patients with major depressive disorder (revision). Am. J. Psychiatry 2000, 157 (Suppl 4), 1–45

77 Belmaker, R. H.: Medical progress: Bipolar disorder. NEJM 351, 476–486, July 29, 2004

78 Tohen, M. et al.: Olanzapin versus Lithium in the maintenance therapy of bipolar disorder: A 12 Month. randomized, double-blind, controlled clinical trial. Am. J. Psychiatry, 162, 1281–1290, July 2005

79 Wyatt, R. J., Henter, I.: An economic evaluation of manic-depressive illness, 1991, soc. Psychiatry Psychiatr Epidemiol, 1995, 30, 213–219

80 Drevets, W. C.: Neuroimaging studies of mood disorders. Biol. Psychiatry, 48, 813–829

81 Craddock, N., Jones, I.: Genetics of bipolar disorder. J. Med. Gent, 36, 585–594

82 Johnson, F. N., ed.: Handbook of Lithium therapy, Lancaster: MTP Press 1980

83 Bowdon, C. L.: New concepts in mood stabilisation: evidence for the effektiveness of Valproate and Lamotrigine, Neuropsychopharmacology, 1998, 19, 194–199

84 Bauer, M., Hellweg, R., Gräf, K. J., Baumgartner, A.: Treatment of refractory depression with high dose thyroxine, Neuropsychopharmacology, 1998, 18, 444–455

85 Tondo, I. Jamison, K. R., Baldessarini, R. J.: Effect of Lithium maintenance on suicidal behavior in major mood disorders, Ann N Y Acad Sci, 1997, 836: 339–351

86 Leonard, K.: Aufteilung der endogenen Psychosen, Berlin, Akademie-Verlag1957

87 Gelenberg, A. J., Hopkins, A. S.: Antipsychotics in bipolar disorder. J. Clin. Psychiatr., 1996, 57 (Suppl.), 49–52

88 Sporn, J., Sachs, G.: The anticonvulsant Lamotrigine in treatment-resistant manic-depressive illness. J. Clin. Psychopharmacol 1997, 17, 185–189

89 Vangela, V. R., Brown, E. S., Suppes, T.: Clozapin associated with decreased suicidality in bipolar disorder, a case report, Bipolar Disord 1999, 2, 123–124

90 Kane, J. M.: The role of neuroleptics in manic-depressive illness, J. Clin. Psychiatr., 49 (Suppl.), 12–14

91 Levy, N. A., Janicak, P. G.: Calcium channel antagonists for the treatment of bipolar disorder, Bipolar Disord, 2000, 2, 108–119

92 Beck, A. T., Rush, A. J., Shaw, B. F., Emery, G.: Cognitive therapie

of depression: a treatment manual. New York, Guilford press, 1979

93 Shia, I. S., Yatham, N.: Serotonin in Mania and the mechanism of action of mood stabilizers: a review of clinical studies. Bipolar Disord, 2000, 2, 77–92.

94 Beck, A. T.: Beck Hopelessness Scale. The psychological cooperation, 1988

95 Beck, A. T., Ward, C., Mendelson, M.: Beck Depression Inventory. Arch. Gen. Psychiatry, 4, 561–571

96 Ambrosini, P. J., Metz, C., Bianchi, M. D., Rabinovich, H., Undie, A.: Concurrent validity and psychometric properties of the Beck Depression Inventory in outpatient adolescents, J. Am. Acad Child Adolesc Psychiatry, 1991, 30, 51–57

97 Hippokrates: Ausgewählte Schriften, Düsseldorf, Artemis und Winkler

98 Schubert, A.: Platon, Der Staat, Paderborn 1995

99 Fichtner, G.: Corpus Galenicum, Verzeichnis der galenischen und pseudogalenischen Schriften, Tübingen 1987

100 Abramson, L., Seligman, M. E. P.: Learned helplessness in humans: critique and reformulation, J. Abnorm. Psychol. 87, 49–74

101 Dohrenwendt, B. S.: Social status and psychological disorder: A causal inquiry, Wiley, New York 1969

102 Jenkins, R.: Sex differences in depression. Br. J. Hosp. Med., 38, 485–486

103 Klerman, G. L., Weissman, M. M.: The changing epidemiology of depression, Clin. Chem., 34, 807–812

104 Rahe, R. H.: Life change events and mental illness. A community study. Tavistock, London 1962

105 Silvermann, S.: The epidemiology of depression. The John Hopkins press, Baltimore, 1968.

106 Weissman, M. M., Leaf, P. J., Tischler, G. L., Blater, D. G., Karno, M., Bruce, M. L., Florio, L. P.: Affective disorders in five United States Communities, Psychol. Med., 18, 141–153

107 Welz, R., Lindner, M., Klose, M., Pohlmeier, H.: Psychische Störungen und körperliche Erkrankungen im Alter. Ergebnisse einer epidemiologischen Feldstudie in Duderstadt. Fundamenta Psychiatrica, 3, 223–228
108 Benazzi, F., Akiskal, H. S.: Refinig the evaluation of bipolar 2: beyond the strict SCID-CV guidelines for hypomania. J. Affect. Disord. 2003, 73, 33–38

19. Gefühl: Musik, die mir in depressiven Phasen zum Weiterleben geholfen hat (Auswahl)

This of all maladies, that man infest,
claims compassion and receives the least.
William Cowper (1731–1800)

J. S. Bach, *alle Kantaten, Weihnachtsoratorium, Matthäus- und Johannespassion, Lautensuiten*

J. Dowland, *Lautenwerke*
United continuo, Chiacconna
J. Haydn, *Kompl. Klaviersonaten*
J. Brahms, *Ein Deutsches Requiem*
J. Haydn, *Die Schöpfung*
A. Dvořák, *Symphonie Nr. 9, Aus der neuen Welt, Cellokonzert op 104*
C. Monteverdi, *Marienvesper*
Zelenka, Hipocondrie ZWV 187, sonata ZWV 181, Overture ZWV 188
Mario Castelnuovo-Tedesco, Platero Y Yo
F. Zelter/. W. v. Goethe, *Es war ein König in Thule*
W. A. Mozart, *Requiem u. a.*
L. v. Beethoven, *Violinkonzert D-Dur Op 61*

Cowboy junkies, Open, One soul now u. a.
Hobotalk, Notes on sunset
Nick Drake, Fruit tree, Pink moon, Time of no reply, Bryter layter
Pat Metheny, One quiet night u. a.
Midnight choir, All tomorrows tears
Washington, A new order rising
Jeff Buckley, Grace, Live at sin'e
Ryan Adams, Cold roses, Heartbreaker u. a.
Townes van Zandt, Rain on a conga drum u. a.
Element of crime, Mittelpunkt der Welt, Weißes Papier u. a.

Bob Dylan, Love and theft, Blonde on blonde u. a.
Björk, Medulla
Willard Grant, Conspiracy, The green green gras of Slovenia
Aimee Mann, Live at st. Ann's warehouse
Charlie Haden/Pat Metheny, Beyond the missouri sky
Kashmir, No balance palace, Zitilities
Paal Flaata, Rain
Thomas Dybdahl, That great october sound
Lambchop, Is a woman
Buddy Miller, Universal united house of prayer u. a.
Julie Miller, Broken things u. a.
Nakedraven, Livegirl
Barb Donovan, 18 Tracks
The Cure, Wish u. a.
Mary-Chapin Carpenter, Come on come on u. a.
Shawn Colvin, Cover girl
Rosanne Cash, 10 song demo
David Gray, A new day at midnight u. a.
John Dee Graham, Hooray for the moon
Arcade Fire, Funeral
The Byrds, Mr. Tambourine Man u. a.
Coldplay, A rush of blood to the head u. a.
Luka Bloom, Turf
Kante, Zwielicht u. a.
Steve Earle and the Del Mccoury Band, The mountain
Sandy Denny, No more sad refrains
Go to blazes, Waiting around for the crash
16 Horsepower, Sackcloth 'n' ashes
Hazeldine, How bees fly
Keith Jarrett, La scala, Köln Konzert
Miles Davis, Ascenceur pour l'echafaud, Kind of blue
Nirvana, Nevermind
The original Harmony Ridge Creek Dippers, OHRCD

Tom Petty, Wildflowers
Van Morrison, The healing game, Avalon sunset, Beautiful vision, Days like this,
Tupelo honey u. a.
Patti Smith, Horses u. a.
Turin brakes, The optimist, LP
Gilian Welch, Revival
Neil Young, Zuma, Rust never sleeps, Decade u. a.
Kings of convenience, Quiet is the new loud
Lyle Lovett, My baby don't tolerate u. a.
Sara K., Play on words
Lampshade, Because trees can fly
Youssou n'dour, Eyes open
Led Zeppelin, BBC Sessions
Jimi Hendrix, Electric ladyland u. a.
Ani DiFranco, Woman in emotion u. a.
Counting Crows, August and everything after
Neal Casal, Fade away diamond times u. a.
Bruce Cockburn, The charity of night u. a.
Johnny Cash, Solitary man u. a.
Die Aeronauten, Jetzt Musik
Blumfeld, Jenseits von Jedem
Tim Buckley, Dream letter
Reto Burrell, Echo park
Nationalgalerie Indiana
Dexter Gordon, Gettin' around
Edi Brikell, Shooting rubberbands at the stars
Tocotronic, Pure Vernunft darf niemals siegen
Bheki Mseleku, Timelessness
Radiohead, OK Computer
Travis, The man who
Antony and the Johnsons, I'am a bird now

20. Pillen: Liste der am häufigsten gebrauchten Medikamente

Antidepressiva

Wirkstoff	Markenname
Amitryptilin	Saroten u. a.
Clomipramin	Anafranil u. a.
Desipramin	Pertofran u. a.
Doxepin	Aponal u. a.
Imipramin	Tofranil u. a.
Nortryptilin	Nortrilen u. a.
Trimipramin	Stangyl u. a.
Maprotilin	Ludiomil
Trazodon	Thromban
Fluoxetin	Fluctin u. a.
Paroxetin	Tagonis,Seroxat
Citalopram	Cipramil
Escitalopram	Cipralex
Mirtazapin	Remergil u. a.
Venlafaxin	Trevilor
Reboxetin	Edronax
Nefazodon	Nefadar
Moclobemid	Aurorix
Tranylcypromin	Jatrosom
Sulpirid	Dogmatil (auch Neuroleptikum)
Johanniskraut	Jarsin u. a.
Omega-3-Fettsäuren	Leinöl, Lachsöl, Seefisch

Neuroleptika

Haloperidol	Haldol u. a.
Pimozid	Orap u. a.
Perphenazin	Decentan u. a.
Levopromazin	Neurocil

Pipamperon	Dipiperon
Melperon	Eunerpan u. a.
Perazin	Taxilan
Chlorprothixen	Truxal
Promethazin	Atosil

Atypica
Clozapin	Leponex
Olanzapin	Zyprexa
Quetiapin	Seroquel
Risperidon	Risperdal
Ziprasidon	Zeldox

Benzodiazepine
Diazepam	Valium
Lorazepam	Tavor
Midazolam	Dormicum
Alprazolam	Tavil
Oxazepam	Adumbran u. a.
Flunitrazepam	Rohypnol
Dikaliumclorazepat	Tranxilium
Bromazepam	Lexotanil u. a.

Andere Schlafmittel
Zolpidem	Stilnox
Zopiclon	Ximovan

Phasenprophylaktika
Lithium	Quilonum ret. u. a.
Valproinsäure	Orfiril u. a.
Carbamazepin	Timonil ret. u. a.
Oxcarbazepin	Trileptal
Lamotrigin	Elmendos u. a.

Nimodipin	Nimotop
Topiramat	Topamax
Gabapentin	Gabapentin AL u. a.

Virostatika

| Amantadin | Amantadin ratiopharm u. a. |

21 DSM 4 (Diagnostic and Statistical Manual of Mental Disorders 4th Edition 1994)

www.fri.com ~ Parrot/dsm.html
(Amerikanische Einteilung der bipolaren affektiven Erkrankungen)
(Auszug)

Bipolar-1-Erkrankung

Das wesentliche Kriterium der Bipolar-1-Erkrankung ist ein klinischer Verlauf, der durch das Auftreten einer oder mehrerer manischer Episoden oder gemischt bipolarer Episoden gekennzeichnet ist.

Betroffene Patienten berichten häufig auch über eine oder mehrere depressive Episoden. Episoden von Stimmungsstörungen, die durch Substanzwirkung verursacht wurden (direkte Wirkungen von Arzneimitteln oder anderer körperbezogener Behandlung der Depression, Drogenmissbrauch oder Vergiftungen), oder Stimmungsstörungen aufgrund allgemeiner medizinischer Krankheitsfaktoren werden nicht als Bipolar-1-Erkrankung diagnostiziert. Darüber hinaus können die Episoden nicht auf schizoaffektive Erkrankungen zurückgeführt werden und sind nicht einer Schizophrenie, einer Wahnerkrankung oder einer nicht näher bezeichneten Psychose überlagert (DSM 4 S.350).

Bipolar-2-Erkrankung

Das wesentliche Kriterium der Bipolar-2-Erkrankung ist ein klinischer Verlauf, der durch das Auftreten einer oder mehrerer depressiver Episoden, begleitet von mindestens einer hypomanischen Episode, gekennzeichnet ist. Hypomanische Episoden sollten nicht mit der einige Tage dauernden stabilen Stimmung (Euthymie) verwechselt werden, die im Anschluss an eine depressive Episode auftreten kann. Episoden von Stimmungsstörungen, die durch Substanzwirkung verursacht werden (direkte Wirkung von Arzneimittel oder anderer körperbezogener Behandlungen der Depression, Drogenmissbrauch oder Vergiftungen oder eine Stimmungsstörung aufgrund allgemeiner medizinischer Krankheitsfaktoren) werden nicht als

Bipolar-2-Erkankung diagnostiziert. Darüber hinaus können die Episoden nicht auf schizoaffektive Erkrankungen zurückgeführt werden und sind nicht einer Schizophrenie, einer schizophreniformen Erkrankung, einer Wahnerkrankung oder einer nicht näher bezeichneten Psychose überlagert (DSM4 S.359).

Depressive Episode
A) Fünf oder mehr der folgenden Symptome liegen während eines Zeitraums von 2 Wochen vor und werden als Veränderung des Funktionsstatus im Vergleich zum Zeitraum davor begriffen. Mindestens ein Symptom ist entweder gedrückte Stimmung bzw. der Verlust, Freude zu empfinden. Beachte: Symptome, die eindeutig auf medizinische Krankheitsfaktoren oder stimmungsinkongruente Wahnvorstellungen oder Halluzinationen zurückgehen, sind ausgeschlossen.

1. Die gedrückte Stimmung während der meisten Zeit des Tages und fast täglich wird selbst (man fühlt sich traurig oder leer) oder von anderen bemerkt (der Betroffene wirkt weinerlich).
    Beachte: Bei Kindern und Jugendlichen kann eine reizbare Stimmung vorliegen.
2. Das Interesse oder die Freude an allen oder fast allen Alltagsaktivitäten ist deutlich vermindert, während der meisten Zeit des Tages und fast täglich. Es wird entweder selbst bemerkt oder von anderen beobachtet.
3. Das Körpergewicht nimmt ohne Diät signifikant ab (mehr als 5 % innerhalb eines Monates), oder der Appetit nimmt fast täglich zu oder ab. Beachte: Bei Kindern kann es schwierig sein, eine erfolgreiche Gewichtszunahme zu erreichen.
4. Schlaflosigkeit oder übermäßiger Schlaf (Hypersomnie) fast täglich.
5. Psychomotorische Unruhe oder Verlangsamung treten fast täglich auf. Ruhelosigkeit oder Trägheit werden selbst bemerkt und auch von anderen beobachtet.

6. Müdigkeit oder Antriebsschwäche treten fast täglich auf.
7. Das Gefühl, wertlos zu sein, oder übermäßige oder unangemessene Schuldgefühle (die wahnhaft sein können) treten fast täglich auf.
8. Verminderte Denk- oder Konzentrationsfähigkeit treten fast täglich auf, die selbst bemerkt oder von anderen beobachtet werden.
9. Wiederkehrende Gedanken an den Tod (nicht bloße Angst zu sterben), wiederkehrende Suizidvorstellungen ohne speziellen Plan oder ein Suizidversuch oder Suizidpläne.

B) Die Symptome erfüllen nicht die Kriterien einer gemischt bipolaren Episode.

C) Die Symptome verursachen eine klinisch signifikante Belastung oder Störungen der sozialen, beruflichen und anderer wichtiger Funktionsbereiche.

D) Die Symptome beruhen nicht auf direkten körperlichen Wirkungen von Substanzen (etwa illegale Drogen, Arzneimittel) oder medizinischen Krankheitsfaktoren (etwa eine Schilddrüsenunterfunktion).

E) Die Symptome können nicht bloß auf den Verlust eines geliebten Menschen zurückgeführt werden. Die Symptome dauern länger als zwei Monate an oder verursachen deutliche funktionelle Beeinträchtigungen, eine krankhafte Überzeugung der eigenen Wertlosigkeit, Suizidvorstellungen, psychotische Symptome oder psychomotorische Verlangsamung (DSM 4 Seite 327).

Manische Episode
A) Eine deutliche Phase einer abnorm und anhaltend gehobenen, expansiven oder reizbaren Stimmung, die mindestens eine Woche dauert (oder beliebige Zeitdauer, wenn stationäre Behandlung erforderlich ist).

B) Während der Phase der Stimmungsstörung sind anhaltend drei (oder mehr) der folgenden Symptome (vier Symptome, wenn nur Gereiztheit vorliegt) in signifikanter Ausprägung bemerkbar.

1. Übersteigertes Selbstwertgefühl oder Größenideen
2. Vermindertes Schlafbedürfnis (man fühlt sich erholt nach drei Stunden Schlaf)
3. Außergewöhnliche Gesprächigkeit oder Rededrang
4. Ideenflucht oder der subjektive Eindruck, dass die Gedanken rasen
5. Erhöhte Ablenkbarkeit (die Aufmerksamkeit wird sehr leicht durch unwichtige oder irrelevante äußere Reize stimuliert)
6. Erhöhte Betriebsamkeit (sozial, beruflich, in der Schule, sexuell) oder psychomotorische Unruhe
7. Exzessive Beteiligung an lustvollen Unternehmungen, die mit großer Wahrscheinlichkeit unangenehme Konsequenzen nach sich ziehen (hemmungslose Kauforgien, sexuelle Indiskretionen, sinnlose Geschäftsinvestitionen)

C) Die Symptome erfüllen nicht die Kriterien einer gemischt bipolaren Episode.

D) Die Stimmungsstörung ist so ausgeprägt, dass berufliche oder alltägliche soziale Aktivitäten oder Beziehungen mit anderen Menschen schwer beeinträchtigt werden oder dass eine stationäre Behandlung zum Schutz vor Eigen- oder Fremdgefährdung erforderlich ist, oder es liegen psychotische Merkmale vor.

E) Die Symptome beruhen nicht auf direkten körperlichen Wirkungen von Substanzen (etwa illegale Drogen, Arzneimittel) oder einem medizinischen Krankheitsfaktor (z. B. Schilddrüsenunterfunktion).

Beachte: Manieartige Episoden, die eindeutig durch eine somatische antidepressive Behandlung (Antidepressiva, EKT, Fototherapie) verursacht werden, werden nicht als Bipolar-I-Episoden behandelt (DSM 4 S. 332).

Gemischte bipolare Episode
A) Sowohl die Kriterien der manischen als auch depressiven Episode treffen zu (mit Ausnahme der Zeitdauer), die Symptome sind fast täglich mindestens eine Woche lang aufgetreten.

B) Die Stimmungsstörung ist so ausgeprägt, dass berufliche oder alltägliche soziale Aktivitäten oder zwischenmenschliche Beziehungen schwer beeinträchtigt werden oder dass eine stationäre Behandlung zum Schutz vor Selbst- oder Fremdgefährdung erforderlich ist, oder es liegen psychotische Merkmale vor.

E) Die Symptome beruhen nicht auf direkten körperlichen Wirkungen von Substanzen (etwa illegale Drogen, Arzneimittel) oder einem medizinischen Krankheitsfaktor (z. B. Schilddrüsenunterfunktion).

Beachte: Episoden, die gemischt bipolaren Episoden ähneln, aber eindeutig durch eine somatische antidepressive Behandlung (Antidepressiva, EKT, Fototherapie) verursacht werden, werden nicht als gemischt bipolare Episoden behandelt (DSM 4 S. 335).
Hypomanische Episode
A) Eine umschriebene Phase einer abnorm und andauernd gehobenen, expansiven und reizbaren Stimmung, die mindestens vier Tage anhält und sich deutlich von der gewöhnlichen, nicht depressiven Stimmungslage unterscheidet.

B) Während der Phase der Stimmungsveränderung sind anhaltend drei (oder mehr) der folgenden Symptome (vier Symptome, wenn nur Reizbarkeit vorliegt) in signifikanter Ausprägung bemerkbar.

1. Übersteigertes Selbstwertgefühl oder Größenideen.
2. Vermindertes Schlafbedürfnis (man fühlt sich erholt nach drei Stunden Schlaf).
3. Außergewöhnliche Gesprächigkeit oder Rededrang.
4. Ideenflucht oder der subjektive Eindruck, dass die Gedanken rasen.
5. Erhöhte Ablenkbarkeit (die Aufmerksamkeit wird sehr leicht durch unwichtige oder irrelevante äußere Reize stimuliert).
6. Erhöhte Betriebsamkeit (sozial, beruflich, in der Schule, sexuell) oder psychomotorische Unruhe.
7. Exzessive Beteiligung an lustvollen Unternehmungen, die mit großer Wahrscheinlichkeit unangenehme Konsequenzen nach sich ziehen (hemmungslose Kauforgien, sexuelle Indiskretionen, sinnlose Geschäftsinvestitionen).

C) Die Episode ist zweifelsfrei mit Funktionsveränderungen verbunden, die für die betroffene Person im nicht symptomatischen Zustand ungewöhnlich sind.

D) Stimmungsstörungen und Funktionsbeeinträchtigungen sind für andere beobachtbar.

E) Die Episode ist nicht schwer genug, um deutliche Beeinträchtigungen der sozialen und beruflichen Funktionen zu verursachen oder stationäre Behandlung zu rechtfertigen. Psychotische Symptome fehlen.

F) Die Symptome beruhen nicht auf direkten körperlichen Wirkungen von Substanzen (etwa illegale Drogen, Arzneimittel) oder einem medizinischen Krankheitsfaktor (z. B. Schilddrüsenunterfunktion).

Beachte: Hypomanische Episoden, die eindeutig durch eine somatische antidepressive Behandlung (Antidepressiva, EKT, Fototherapie) verursacht werden, werden nicht als Bipolar-2- Episoden behandelt (DSM 4 S. 338).

Zyklothymie

A) Für die Dauer von mindestens 2 Jahren werden zahlreiche Phasen mit hypomanischen Symptomen und zahlreiche Phasen mit depressiven Symptomen beobachtet, die nicht die Kriterien einer depressiven Episode erfüllen. Beachte: Bei Kindern und Jugendlichen muss die Dauer ein Jahr betragen.

B) Während dieser Zweijahresperiode (ein Jahr bei Kindern und Jugendlichen) bestand nicht länger als zwei Monate Symptomfreiheit im Sinne von Kriterium A.

C) Während der ersten zwei Jahre der Störung war keine depressive, manische oder gemischt bipolare Störung aufgetreten.

D) Bemerkung: Wenn nach den ersten zwei Jahren einer Zyklothymie (ein Jahr bei Kindern und Jugendlichen) manische oder gemischt bipolare Episoden die Störung überlagern, kann zusätzlich eine Bipolar-1-Erkrankung diagnostiziert werden. Bei überlagernden Episoden einer Depression nach dem ersten Zweijahreszeitraum kann zusätzlich eine Bipolar-2-Erkrankung diagnostiziert werden.

E) Die Symptome aus A) können nicht besser durch eine schizoaffektive Störung erklärt werden und überlagern nicht eine Schizophrenie, schizophreniforme Störung, wahnhafte Störung oder nicht näher bezeichnete psychotische Störung.

F) Die Symptome beruhen nicht auf direkten körperlichen Wirkungen von Substanzen (etwa illegale Drogen, Arzneimittel) oder einem medizinischen Krankheitsfaktor (z. B. Schilddrüsenunterfunktion).

G) Die Symptome verursachen in klinisch bedeutsamer Weise Leidensdruck oder Beeinträchtigungen in sozialen, beruflichen oder anderen wichtigen Funktionsbereichen.

22. Der Fragebogen: Beck-Depressions-Inventar 2

Der Beck-Depressionsfragebogen wurde von Aaron T. Beck 1961 zuerst veröffentlicht und 1996 als BDI-2 in revidierter Form herausgegeben. Er besteht aus 21 Fragen, in jeder Frage sind 0–3 Punkte zu erreichen. Die Gesamtpunktzahl wird wie folgt bewertet:

0–13 normal
14–19 leichte Depression
20–28 mittelmäßige Depression
29–63 schwere Depression

Der Fragebogen wurde in verschiedenen Untersuchungen valdiert und häufig, zum Beispiel zum Nachweis der Wirksamkeit von Antidepressiva, verwendet. Er ist der am meisten gebrauchte Depressionsfragebogen. Die Korrelationen mit dem SDS (Depressionsfragebogen) und der Hamilton-Depressions-Skala liegen zwischen 0,71 und 0,89 (1,0 = völlige Übereinstimmung). Die innere Konsistenz (Reliabilität) liegt bei 0,88 (Cronbachs Alpha).

(Übersetzung ins Deutsche vom Autor)

1. Traurigkeit
   0   Ich fühle mich nicht traurig.
   1   Ich fühle mich die meiste Zeit traurig.
   2   Ich fühle mich immer traurig.
   3   Ich bin so traurig und unglücklich, dass ich es nicht aushalte.

2. Pessimismus
   0   Ich bin nicht entmutigt über meine Zukunft.
   1   Ich fühle mich mehr entmutigt über meine Zukunft als sonst.
   2   Ich erwarte nicht, dass die Aufgaben der Zukunft sich für mich lösen werden.

3   Ich glaube, mein Schicksal ist hoffnungslos und wird nur schlecht werden.

3. Versagen in der Vergangenheit
0   Ich fühle mich nicht wie ein Versager.
1   Ich habe öfter versagt, als ich es sollte.
2   Wenn ich zurückgucke, sehe ich eine Menge von Fehlern.
3   Ich fühle, dass ich als Mensch ein totaler Versager bin.

4. Verlust von Freude
0   Ich bekomme so viel Freude wie immer von den Dingen, die mir Spaß machen.
1   Ich freue mich über Dinge nicht so wie sonst.
2   Ich freue mich nur noch wenig über die Dinge, die ich sonst mag.
3   Ich empfinde keine Freude mehr über die Dinge, die mir sonst Spaß machen.

5. Schuldgefühle
0   Ich fühle mich nicht schuldig.
1   Ich fühle mich schuldig an vielen Dingen, die ich getan habe oder getan haben sollte.
2   Ich fühle mich die meiste Zeit ziemlich schuldig.
3   Ich fühle mich die meiste Zeit schuldig.

6. Bestrafungsgefühle
0   Ich fühle nicht, dass ich bestraft werde.
1   Ich fühle, ich könnte bestraft werden.
2   Ich erwarte es, bestraft zu werden.
3   Ich fühle, dass ich bestraft worden bin.

7. Selbstablehnung
0   Ich fühle so über mich wie immer.
1   Ich habe das Vertrauen in mich selbst verloren.

2   Ich bin enttäuscht von mir.

3   Ich mag mich nicht.

8. Selbstkritik

0   Ich kritisiere mich oder schäme mich für mich nicht mehr als sonst.

1   Ich bin selbstkritischer, als ich es sonst bin.

2   Ich kritisiere mich für alle meine Fehler.

3   Ich gebe mir die Schuld für alles Schlechte, was passiert.

9. Selbstmordgedanken oder -wünsche

0   Ich habe keine Gedanken an Selbstmord.

1   Ich habe Selbstmordgedanken, werde sie aber nicht ausführen.

2   Ich möchte mich umbringen.

3   Ich würde mich umbringen, wenn ich die Chance hätte.

10. Weinen

0   Ich weine nicht.

1   Ich weine mehr als normal.

2   Ich weine über jede Kleinigkeit.

3   Mir ist zum Weinen, aber ich kann nicht.

11. Unruhe

0   Ich bin nicht häufiger unruhig als sonst.

1   Ich bin häufiger unruhig als sonst.

2   Ich bin so unruhig und agitiert, dass es schwer fällt, still zu sein.

3   Ich bin so unruhig, dass ich mich ständig bewegen oder etwas tun muss.

12. Interessenverlust

0   Ich habe keinen Interessenverlust an anderen Leuten oder Aktivitäten.

1   Ich bin weniger interessiert an anderen Menschen oder Dingen.

2   Ich habe das meiste Interesse an Menschen oder Dingen verloren.
3   Es fällt mir schwer, mich für irgendetwas zu interessieren.

13. Schwierigkeiten, Entscheidungen zu fällen
0   Ich fälle Entscheidungen wie immer.
1   Ich finde es schwieriger, Entscheidungen zu fällen, als sonst.
2   Ich finde es sehr viel schwieriger, Entscheidungen zu fällen, als sonst.
3   Ich habe Schwierigkeiten, überhaupt Entscheidungen zu fällen.

14. Wertlosigkeit
0   Ich fühle mich nicht wertlos.
1   Ich betrachte mich selbst als nicht so wertvoll und nützlich wie sonst.
2   Ich fühle mich wertlos im Vergleich zu anderen Menschen.
3   Ich fühle mich äußerst wertlos.

15. Energieverlust
0   Ich habe so viel Energie wie immer.
1   Ich habe weniger Energie als normal.
2   Ich habe nicht genug Energie, sehr viel zu tun.
3   Ich habe keine Energie, überhaupt etwas zu tun.

16. Schlaf
0   Ich schlafe wie immer.
1   Ich schlafe etwas mehr oder weniger als sonst.
2   Ich schlafe sehr viel mehr oder weniger als sonst.
3   Ich schlafe den ganzen Tag./Ich wache 1–2 Stunden früher auf als sonst und kann nicht wieder einschlafen.

17. Reizbarkeit
0   Ich bin nicht reizbarer als normal.

1 Ich bin reizbarer als normal.
2 Ich bin sehr viel reizbarer als normal.
3 Ich bin immer reizbar.

18. Appetit
0 Ich habe normalen Appetit.
1 Ich habe mehr oder weniger Appetit als normal.
2 Ich habe sehr viel mehr oder weniger Appetit als normal.
3 Ich habe keinen Appeitit oder dauernden Heißhunger.

19. Konzentration
0 Ich kann mich konzentrieren wie immer.
1 Ich kann mich nicht so konzentrieren wie immer.
2 Es ist schwierig, etwas für längere Zeit in meinem Gedächtnis zu behalten.
3 Ich kann mich auf nichts konzentrieren.

20. Müdigkeit
0 Ich bin nicht müder oder erschöpfter als sonst.
1 Ich bin häufiger müde oder erschöpft als sonst.
2 Ich bin zu müde oder erschöpft, um die Dinge zu tun, die ich sonst tue.
3 Ich bin zu müde oder erschöpft, um überhaupt Dinge zu tun.

21. Sex
0 Mein Interesse an Sex ist wie immer.
1 Ich bin weniger an Sex interessiert als sonst.
2 Ich bin sehr wenig an Sex interessiert.
3 Ich bin gar nicht mehr an Sex interessiert.

Wer in diesem Test mehr als 20 Punkte erhält, sollte sich an einen Psychiater wenden!

Nachwort

Eines Morgens wache ich gegen 5 Uhr auf, setze mich auf die Terrasse und rauche eine Zigarette. Es regnet und Schnee und Eis liegen auf den Feldern. Es ist ein kalter Winter dieses Jahr, aber in mir ist es warm. Nach 14 Monaten Depression habe ich das Gefühl, dass deren Ende naht, es ist ein tiefes Gefühl in meiner Seele und in meinem Körper. Wie oft habe ich im letzten Jahr um dieselbe Uhrzeit am selben Platz gesessen und war verzweifelt, habe mich gefragt, wie ich den Tag überstehen soll. Jetzt sind Lust und Tatendrang zurückgekehrt!

Nachdem ich noch mal kurz geschlafen habe, ist zwar wieder ein Hauch Depression da, aber ich weiß, das Ende der Depression wird jetzt unaufhaltsam kommen, egal was passiert. Es wird noch Wochen bis Monate dauern, bis ich wieder der Alte bin, aber ich werde es wieder sein.

Ich habe versucht, in diesem Buch drei Dinge darzustellen: meine eigenen Erfahrungen mit dieser Krankheit, mein Wissen über diese Krankheit sowie Tipps und Hilfestellungen für Kranke und deren Angehörige.

Die zentralen Botschaften lauten: Depression ist eine Krankheit, kein Selbstversagen, für die Krankheit muss man sehr viel Geduld und Durchhaltevermögen mitbringen, man darf nicht aufgeben, es gibt Behandlungsmöglichkeiten, aber diese sind in ihrem Effekt begrenzt, und durch die Depression kann man neue Seiten in sich kennenlernen und Beziehungen stärken.

Ich kann nur an alle Kranken appellieren: Halten Sie durch, holen Sie sich Hilfe und lassen Sie sich konsequent mit einer Mischung aus Medikamenten und Psychotherapie behandeln! Scheuen Sie sich nicht, notfalls in das Krankenhaus zu gehen!

Trotz Depression sind Sie ein genauso wichtiger und wertvoller Mensch wie alle anderen, Sie haben vielen Menschen sogar die Erfahrung voraus, eine Depression durchlitten zu haben.

Haben Sie den Mut, durch diese Zeiten mit erhobenem Kopf hindurchzugehen!

Vita

Florian Gottesleben wurde 1963 in Wiesbaden geboren. Er ging zur Schule in Göttingen und Hamburg, wo er auch 1982 das Abitur ablegte. Kurz davor erste depressive Phase.

Studium der Medizin in Göttingen und Hamburg, 1990 Staatsexamen in Göttingen.

1990–2000 internistische Facharztausbildung bei Prof. P. G. Lankisch in Lüneburg, währenddessen vier weitere depressive Phasen.

1993 Dissertation zum Thema „Depression und Sozialstruktur bei älteren Menschen".

1996 Hochzeit mit Maren Köpke, 1994 und 1997 Geburt der beiden Kinder Joschka und Marie.

1999 Facharztprüfung innere Medizin.

Seit 2001 als Oberarzt in der medizinischen Klinik der Elbe-Jeetzel-Klinik in Dannenberg tätig (Chefarzt Dr. O. Praetsch).

2004 und 2005 letzte depressive Phase, Diagnose einer Bipolar-2-Erkrankung.

Florian Gottesleben lebt mit Ehefrau und zwei Kindern (8 und 11 Jahre) in Sarenseck (Wendland).

E-Mail-Adresse des Verfassers für Kritik und Anregungen: koego@mac.com